2nd EDITION

안과검사학

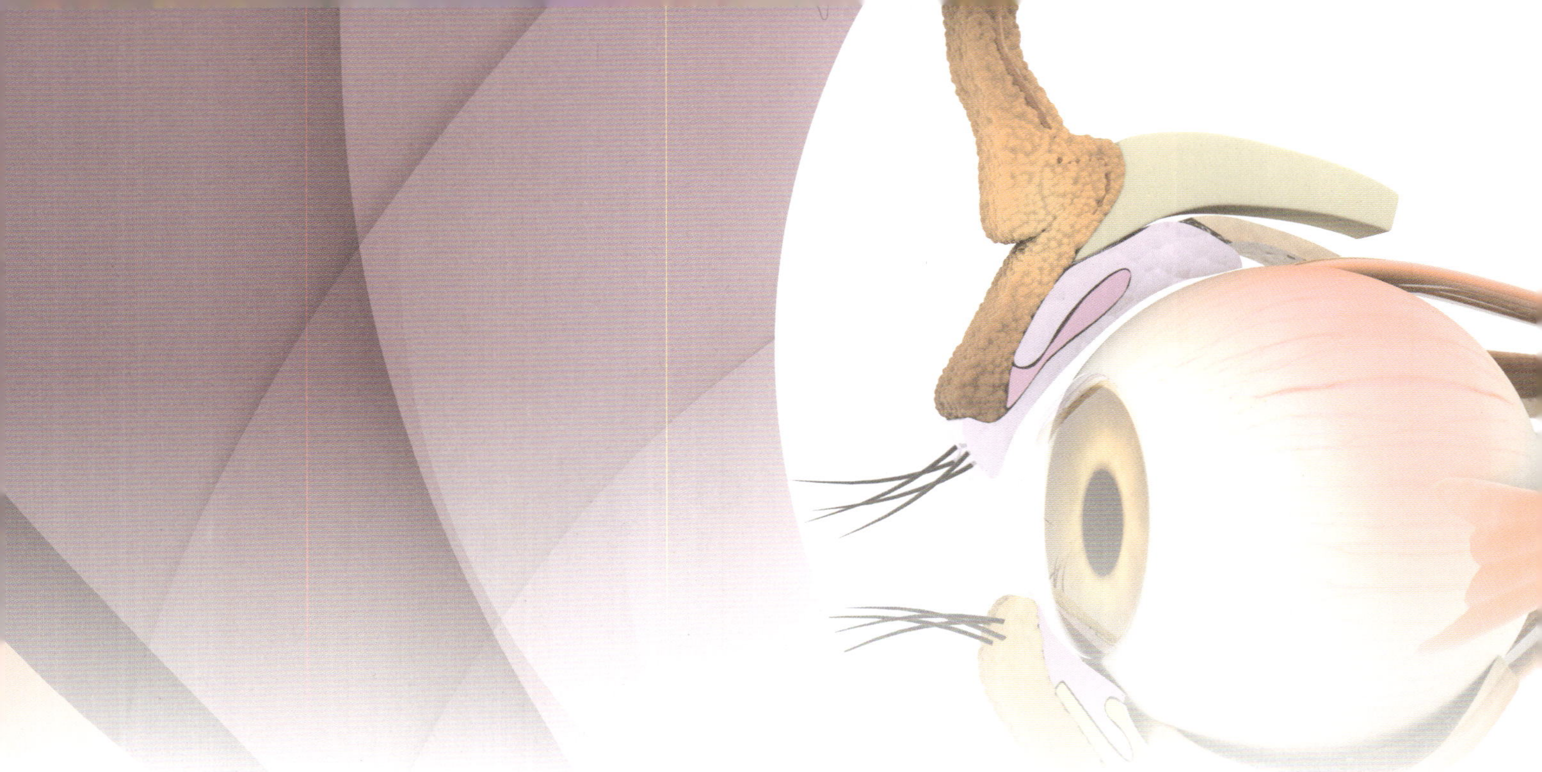

공동저자

강윤정 (동의과학대학교)
강윤정 (안산대학교)
강지혁 (대전대학교)
김근식 (건양대학교)
김대진 (경복대학교)
김병원 (김천대학교)
김선규 (동남보건대학교)
김성희 (대전보건대학교)
김시현 (인제대학교)
김정남 (경남정보대학교)
김종규 (전 안산대학교)
김지용 (전주기전대학교)
김철승 (광주보건대학교)
김판길 (진주보건대학교)
김효신 (대경대학교)
마지윤 (서울아산병원)
박성배 (마산대학교)
박신애 (순천향대학교)
박신영 (제주한라대학교)
박준범 (인하대학교병원)
배난영 (광양보건대학교)
배형준 (전 대전과학기술대학교)
설재웅 (을지대학교 성남캠퍼스)
신경아 (신성대학교)
신환호 (서영대학교 광주캠퍼스)
오지은 (극동대학교)
유성률 (세명대학교)
유정윤 (연세대학교 미래캠퍼스)
유태현 (동남보건대학교)
윤진영 (충북보건대학교)
이길현 (원광보건대학교)
이선경 (동강대학교)
이원준 (대전과학기술대학교)
이환호 (고신대학교 의과대학) 감수
전옥환 (한양대학교 구리병원)
정동주 (호서대학교)
정세훈 (대구보건대학교)
정한나 (김해대학교)
조은경 (경운대학교)
최고은 (부산가톨릭대학교)
최선영 (대구보건대학교)
현경예 (동의대학교)
황경희 (대구보건대학교)
황수미 (상지대학교)

머리말

안과검사학은 임상병리사의 업무영역에 해당함에도 임상병리학과 학생들이 참고할만한 교재가 없어 독립적인 과목으로 편성하여 교육하기에 어려움이 있었다. 이에 기존 기타생리검사에 포함되어 있던 내용에 안과해부학, 기초광학 및 임상에서 수행하는 안과검사 분야를 추가하여 독립적인 안과 교재를 발간하였다.

안과검사 교재에는 실제 임상에서 진단을 위해 수행하는 여러 검사법이 소개되어있다. 각 검사법의 원리, 해당 검사에 사용되는 기기들에 대한 설명, 실행 방법 그리고 결과해석을 포함하여 각 검사를 이해하고 수행하는 데 도움이 되도록 구성하였다. 특히 최신 기술을 적용하여 안구 내부를 검사하는 '안과 초음파 검사' 및 '빛 간섭 단층촬영(OCT)'검사법 등이 포함되어 현재 임상에서 사용 중인 최신의 검사법을 익힐 수 있도록 하였다.

첫판을 제작함에 부족함이 있겠지만, 너그러이 이해해주시길 바라고 향후 더 나은 교재가 될 수 있도록 계속 수정해나갈 것을 약속드린다. 출간을 위해 수고해주신 임상생리학교수회 편집위원들과 집필에 참여해주신 임상병리사 선생님들께 감사드리는 바이다. 끝으로 출판을 도와주신 고려의학 김영환 대표님과 직원 여러분께 감사를 드린다.

2024년 8월

편집위원 일동

목차

CHAPTER I 눈의 해부 생리

CHAPTER II 안과 검사의 기본 개념

CHAPTER III 안과 검사 1

09 초음파검사 / 85

10 전기생리학검사 / 101

11 빛간섭 단층촬영 / 139

12 전안부 검사 / 153

찾아보기 / 177

안과검사학

CHAPTER I

눈의 해부 생리

Section

01 해부생리 눈의구조와 기능

학습목표

1. 안구의 해부학적 구조를 이해한다.
2. 안구 구성물의 기능을 이해한다.
3. 안구를 통해 사물을 관찰하게 되는 작용기작을 이해한다.

눈(eye)은 안구(eyeball)와 안구의 기능을 도와주는 부속기관으로 나뉜다.

안구는 안면의 여러 뼈로 형성된 안와(orbit)에 위치하여 보호되고 있는데, 전체 안구의 일부만 바깥으로 노출되어 있고 나머지 부위는 안와에 함몰되어 있다. 안구는 3개의 층으로 나눌 수 있다. 3개의 층은 바깥으로부터 안구섬유층(fibrous layer, 바깥층), 안구혈관층(vascular layer, 중간층), 망막층(retina, 안쪽층)으로 이루어진다. 안구섬유층은 안구 가장 앞쪽의 투명한 각막(cornea)이 존재하고, 각막의 뒤쪽으로는 흰색의 공막(sclera)이 존재한다. 안구혈관층은 혈관성 조직으로 포도막(uvea)이라고 불린다. 안구혈관층은 안쪽으로부터 홍채(iris), 섬모체(ciliary body), 맥락막(choroid)으로 구성된다. 망막층은 안구의 가장 안쪽에 존재하고 여기에는 빛을 받아들이고 전달하는 신경조직이 분포하여 안구에서 받아들인 시각정보를 시신경을 통해 뇌로 전달하는 역할을 담당한다. 이외에도 안구에는 속을 채우고 있는 물성분의 방수(aqueous humor), 빛의 굴절을 유도하는 수정체(lens), 안구 안쪽을 채우고 있는 유리체액(vitreous body)가 있다(그림 1-1).

눈의 부속기관은 눈을 덮어 보호하는 눈꺼풀(eyelid), 눈꺼풀과 안구 사이를 막아주는 결막(conjunctiva), 눈물을 생성하여 눈의 움직임과 세척을 도와주는 눈물샘(lacrimal gland), 안구의 움직임을 일으키는 6개의 눈바깥근육(extraocular muscle), 그리고 이들의 움직임이나 작동을 조절하는 신경과 혈관조직으로 이루어져 있다. 눈바깥근육은 4개의 곧은근(rectus muscle)과 2개의 빗근(oblique muscle)로 구성되어 있다(그림 1-1).

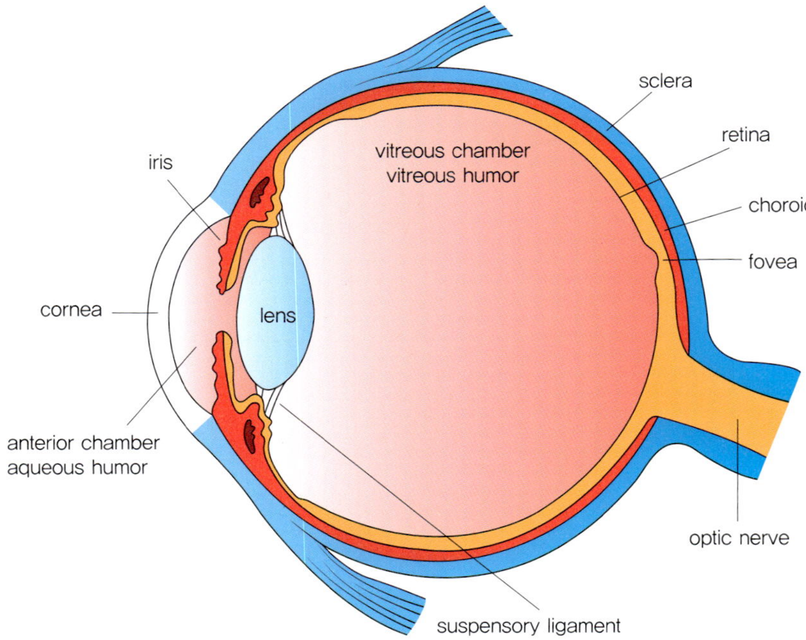

그림 1-1. 안구의 시상절단면

눈의 발생은 임신 4주 차부터 시작된다. 4주 차 초기에 눈의 형태가 만들어지기 시작하며 4주 차 후반에 내층과 외층으로 나뉘고 렌즈가 형성되기 시작한다. 6주 차가 되면 안구의 기본적인 구조가 형성되어 각막, 공막, 맥락막 등이 만들어진다. 20주 차가 되면 안구와 부속기관의 형성이 완성된다.

눈을 구성하는 모든 부분은 빛을 통해 들어오는 정보를 받아들여 색깔, 움직임의 형태, 속도 등 많은 정보를 매우 빠른 속도로 받아들이고 뇌로 전달한다. 눈의 구성과 기능은 카메라와 비교해볼 수 있다. 빛을 받아들여 영상을 얻는 면에서는 카메라와 비슷하지만 눈은 받아들인 정보를 뇌로 이동시켜 기존의 정보와 비교 분석을 수행한다는 점에서 훨씬 높은 수준의 기능을 수행함을 알 수 있다. 눈을 통해 받아들인 시각 정보를 올바르게 이용하기 위해서는 (1) 상이 정확히 망막에 맺혀야 한다. 이를 위해 눈은 빛의 양과 굴절량을 조절한다. (2) 망막에 존재하는 시신경을 통해 상의 정보가 뇌로 정확히 전달되야 한다. 안구가 정확히 상을 맺혀 정보를 생성하여 내보내도 전달과정의 시신경이 제대로 전달을 하지 못하면 상을 인지할 수 없게된다. (3) 주시하는 목표에 양안의 시선이 정확히 한 물체에 맞춰지도록 안구가 움직여야 한다. 상하, 좌우로 두 눈이 함께 움직일 수 있어야 하며, 가까운 물체를 보려면 두 눈이 동시에 안쪽으로 몰리고, 멀리 보려면 두 눈이 동시에 벌어져야 한다. 머리의 움직임이 있는 중에도 눈은 한 물체에 시선을 고정할 수 있어야 한다. 이를 위해 갑자기 옆어 물체가 나타났을 때 눈이 순식간에 그쪽으로 향하는 신속운동(신속보기, saccade) 운동능력과 서서히 움직이는 물체를 보기위한 따라보기(pursuit) 운동능력도 필요하다. 이러한 기능은 불수의적으로 이루어지는 특징이 있다. 그래서 이러한 기능이 정상적이지 않을 때 안구의 반복적이고 조절 불가능한 안진(nystagmus)이 발생하게 된다. 물체의 상은 망막에 맺히는데, 이때 상은 망막의 중심부인 황반(macula)에 맺혀야 정확히 인식할 수 있으며, 주변부에 맺히는 상은 정확히 인식되지 않는다. 망막 중심부위는 주로 밝은 곳에서 기능하고 주변부는 어두운 곳에서 기능하는데, 이는 색을 인식하는 원뿔세포(cone cell)는 망막의 중심 부위에, 빛의 존재를 인식하는 막대세포(rod cell)는 망막 가장자리에 분포하기 때문이다.

안구는 3개의 동심원 층으로 구성된 구형이다. 각막 앞면의 중앙을 전극(anterior pole), 공막 뒷면의 중앙을 후극(posterior pole)이라고 하며, 이 양극을 잇는 가상의 선을 안축(axis of the eye)이라 한다. 성인의 안축 길이는 평균 24 mm이며, 안구의 용적은 약 6.5 mL이다.

1. 안구섬유층(바깥층)

안구섬유층은 안구의 가장 바깥쪽에 있는 무혈관성 섬유층으로 앞쪽은 각막(cornea), 뒤쪽은 공막(sclera)이다.

1) 각막(cornea)

각막은 안구의 외막 중 앞쪽 1/6을 차지하는 투명한 무혈관성 조직으로 5개의 층으로 구성되어 있다. 각막가장자리(corneal limbus)에서 공막과 연결되며, 각막상피(corneal epithelium)는 결막상피와 연결된다. 각막은 안구를 보호하는 역할과 빛을 굴절시켜 망막에 이르게 하는 창(window) 역할을 하며, 약 +43디옵터(diopter)의 굴절률을 가지고 있다.

각막의 5개 층은 앞쪽에서부터 중층편평상피, 앞경계막(보우만층, Bowman's membrane), 버팀질(stroma)은, 뒤경계막(데스메막, Descemet's membrane), 내피(endothelium)의 순서로 구성된다. 앞쪽의 각막 중층편평상피는 눈물과 접하며, 뒤쪽의 내피세포는 방수와 접한다.

중층편평상피는 5층의 세포가 규칙적으로 배열된 구조로 이루어져 있고 안구결막(bulbar conjunctiva)의 상피세포와 연결되어 있다. 각막가장자리(corneal limbus)에 존재하는 줄기세포가 분열과 분화를 통해 바닥세포(basal cell)가 되고, 새로 생성된 바닥세포는 각막 중심부로 이동한다. 이후 바닥세포층에서부터 점점 편평해지면서 표층으로 밀려 나와 7일 후 탈락한다.

보우만층은 아교질섬유(collagen fiber)와 프로테오글리칸(proteoglycan)으로 이루어진 막이다. 각막기질이 변형된 일부로 생각되며 세포가 없고 투명하다. 일단 파괴되면 재생되지 않고 흉터가 남는다.

버팀질은 각막 두께의 약 90%를 차지하는 결합조직이다. 아교원섬유(collagen fibrils)로 구성된 층판(lamella)이 40~60층으로 차곡차곡 쌓인 구조로 이루어져 있고 투명하다.

데스메막은 투명하고 탄력 있는 막이다. 주로 미세원섬유(microfibril)로 이루어지며 각막내피의 바닥막(basement membrane)으로 생각된다.

각막내피는 편평한 육각형 단층세포로 구성되며, 세포 수는 나이가 들면서 감소한다. 각막내피세포는 손상되기 쉬우며 극히 제한적으로만 재생되기 때문에 손상 시 정상적인 이웃 세포가 커지거나 이동하여 손상 부위를 메우게 된다. 내피세포가 너무 심하게 손상되어 기능하지 못하면 각막부종이 발생한다.

각막이 투명한 것은 구조가 균일하고 혈관이 없으며 조직이 상대적으로 탈수(dehydration)되어 있기 때문이다. 각막은 각막가장자리의 풍부한 혈관망과 방수, 눈물을 통해 영양을 공급받으며, 각막 표면을 통해 대기에 있는 산소를 공급받는다. 각막상피에는 말이집(myelin sheath)이 없는 신경말단(nerve ending)이 풍부하게 분포해 있어서 외부 자극에 민감하게 반응하여 안구를 보호하고, 조그만 손상에도 이물감과 통증을 일으킨다. 각막신경은 각막자리에서 각막기질로 들어가 각막중심을 향해 방사상의 일직선으로 연결되어 보우만층을 뚫고 상피세포 바로 밑에 신경층을 형성한다. 각막의 감각은 삼차신경의 제1분지인 눈신경(ophthalmic nerve)의 지배를 받는다.

2) 공막(sclera)

공막은 안구 뒷부분의 5/6를 차지하는 치밀한 섬유조직이다. 하얗고 단단하며 앞쪽은 각막, 뒤쪽은 시신경집(sheath of optic nerve)과 연결되어 있다. 곧은근(rectus muscle)이 부착된 부위가 약 0.3 mm로 가장 얇고, 가장 두꺼운 곳은 시신경 주위로 약 1 mm로 평균 0.5 mm의 두께이다. 공막은 더 약한 내부 구조물을 보호하고 근육이 닿는 곳을 제공하는 부위이다. 눈을 움직이는 안구근육의 힘줄은 공막의 앞쪽에 닿아 있다.

안구에서 시신경이 나오는 곳은 공막이 얇아지고 작은 구멍이 많이 뚫려 있어 체 같은 모양을 이루는데, 이 사이를 신경섬유가 통과한다. 이 체 같은 모양을 사상판(lamina cribrosa)이라 한다. 시신경 주위 사상판 부근에서 긴뒤섬모체동맥(long posterior ciliary artery)과 짧은뒤섬모체동맥(short posterior ciliary artery), 긴섬모체신경(long ciliary nerve)과 짧은섬모체신경(short ciliary nerve)이 공막을 뚫고 지나간다. 적도의 약 4 mm 뒤쪽에서는 4개의 또아리정맥(vortex vein)이 공막을 통해 나가고, 각막가장자리 뒤쪽 4 mm에서 7개의 앞섬모체동맥(anterior ciliary artery)과 앞섬모체정맥이 지나간다(그림 1-2).

공막의 바깥쪽은 상공막(episclera)이라는 미세한 탄력성 조직의 얇은 층으로 덮여 있고, 여기에는 공막에 영양을 공급하는 혈관이 많이 분포해 있다. 공막의 기질은 전형적인 아교질섬유 다발로 이루어져 있다.

공막의 가장 안쪽은 공막갈색판(suprachoroid lamina of sclera)으로, 멜라닌세포(melanocyte) 때문에 갈색으로 보이며 맥락막과 연결되어 있다. 이 부위는 상공막의 혈관과 맥락막의 혈관망에서 영양을 공급받는다. 공막에는 섬모체신경에 연결된 신경이 풍부하게 분포해 있으므로 염증이 발생하면 통증이 심하다.

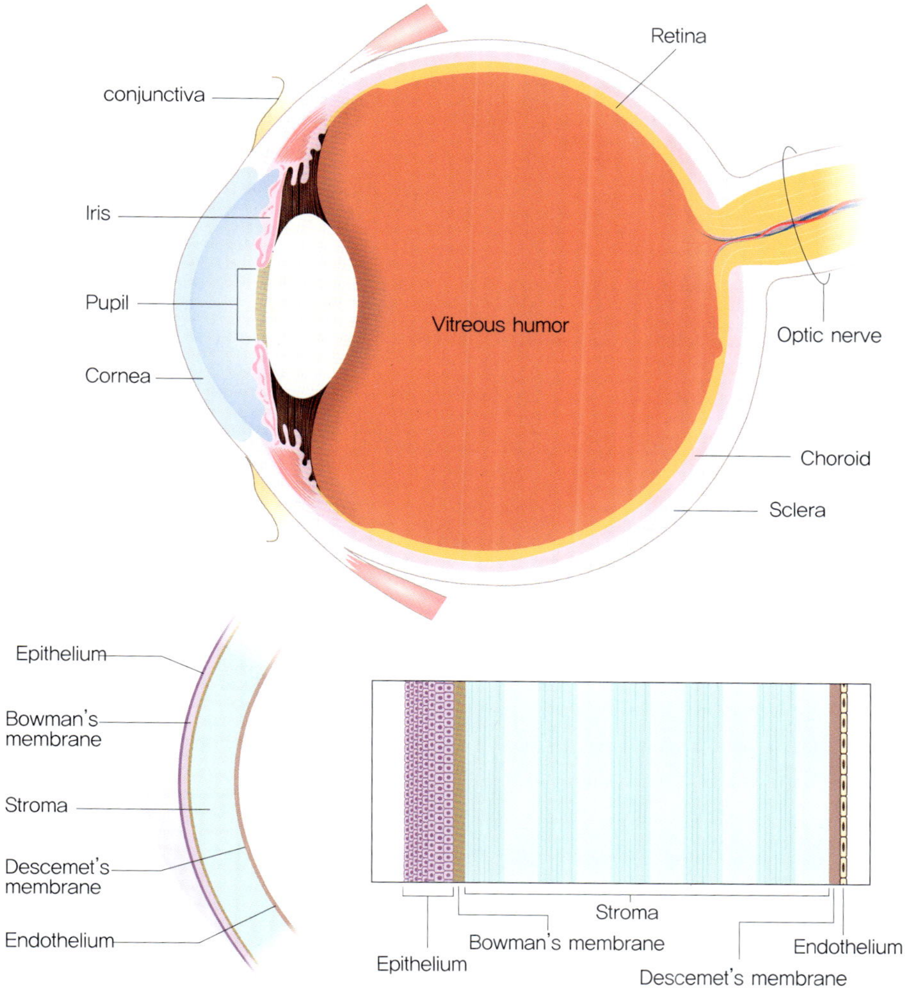

그림 1-2. 각막(cornea)과 공막(sclera)

3) 각막가장자리(corneal limbus)

각막가장자리는 투명한 각막이 불투명한 공막으로 연결되는 부위를 말한다. 앞경계막의 끝과 각막상피는 공막의 앞부분을 덮는 결막으로서 층이 더욱 두터워진다. 각막가장자리 표면에 위치한 상피줄기세포는 각막상피로 안쪽으로 이동하면서 빠르게 분열하는 전구세포로 바뀐다. 뒤경계막과 각막내피는 잔기둥그물(tubular meshwork)이라 불리는 불규칙한 내피로 덮인 통로의 형태로 바뀐다. 이는 각막공막 연결부에서 안구앞방으로부터 고유질을 뚫고 방수가 천천히 연속적으로 흐르도록 해준다. 흐르는 방수는 이 통로로부터 눈을 둘러싸고 있는 공막정맥굴(scleral venous sinus)의 근처 넓은 공간으로 배출되어 결국 정맥을 통해 유출된다.

2. 안구혈관층(중간층, vascular layer)

중간층은 혈관성 조직으로 포도막(uvea)이라 불리며 많은 색소를 함유하고 있다. 포도막은 홍처, 섬모체, 맥락막으로 구성된다(그림 1-3).

1) 홍채(iris)

홍채는 수정체를 덮고 있는 중간의 포도막층에서 가운데 동공을 제외하고 가장 앞으로 나온 부분으로서, 섬모체 앞쪽이 연장된 것으로서 구조가 편평하다. 홍채 중앙에 있는 구멍을 동공(pupil)이라 하며, 동공은 눈으로 들어가는 광선의 양을 조절하는 조리개 역할을 한다(그림 1-4). 홍채는 각막과 수정체 사이에 위치하여 각막 뒷면과 앞방(anterior chamber)을, 수정체 앞면과 뒷방(posterior chamber)을 형성한다.

안구앞방의 안구방수가 있는 홍채의 앞쪽은 섬유모세포의 치밀한 층과 맞물려있는 돌기를 가진 멜라닌세포로 구성되어 있고, 깊게 들어가면 버팀질은 멜라닌세포가 있고 미세혈관은 드문 성긴결합조직으로 구성된다. 홍채 뒤쪽은 멜라닌이 많이 있는 섬모체돌기를 싸는 층과 연속된 두층의 상피가 있다. 색소가 많이 침착된 뒤쪽상피는 동공을 제외한 부위를 차단하여 눈으로 들어오는 빛의 양을 조절한다. 홍채의 색은 인종별, 개인별 차이가 많고, 동일인에서도 두 눈에 차이가 있을 수 있으며, 한쪽 눈에서도 부위에 따라 달라지기도 한다. 홍채의 색소 함량이 적으면 검은자위가 청색으로 보이고, 많으면 갈색으로 보인다. 홍채는 앞쪽부터 앞경계층(anterior border layer), 기질, 동공확대근(dilator pupillae muscle), 뒤상피층(posterior epithelium)의 순으로 이루어져 있다. 홍채의 혈액은 섬모체에 형성된 홍채큰동맥고리(major arterial circle of iris)로부터 홍채기질로 뻗어 나오는 방사상의 작은 혈관들에서 공급된다. 홍채에는 감각신경, 운동신경, 자율신경섬유를 모두 동반한 긴섬모체신경과 짧은섬모체신경이 분포해 있다. 동공확대근은 교감신경의 지배를, 동공조임근은 부교감신경의 지배를 받는다.

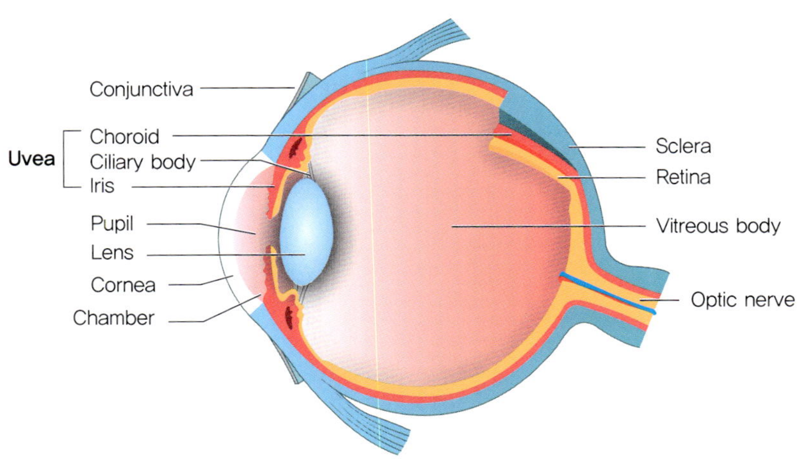

그림 1-3. 혈관층(Vascular layer)

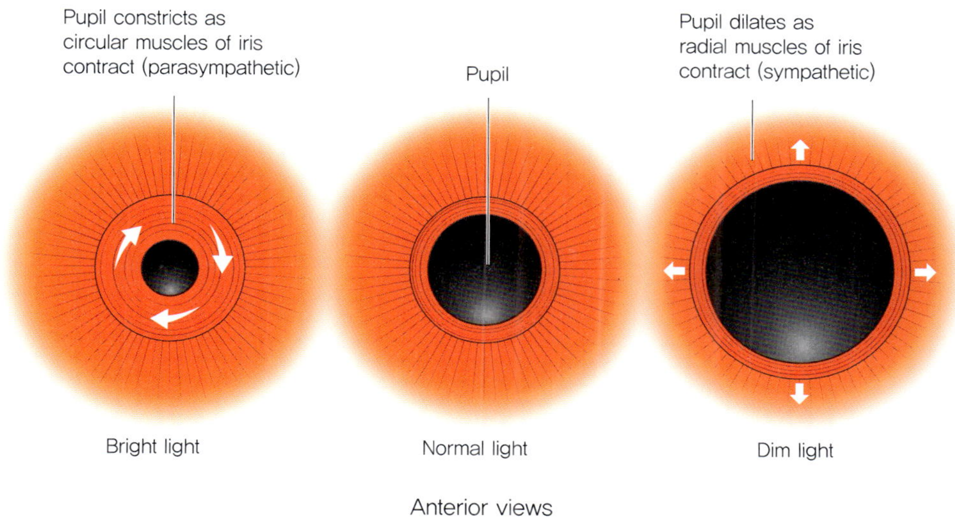

그림 1-4. 빛의 양을 조절하는 홍채의 움직임

2) 섬모체(ciliary body)

섬모체는 수정체를 둘러싸는 포도막의 앞쪽 돌기로서 각막가장자리(limbus)의 뒤에 놓여있다. 맥락막의 앞쪽 끝에서부터 홍채뿌리까지 걸친 직각삼각형 모양의 조직으로서 민무늬근과 혈관으로 구성되어 있다(그림 1-5).

- 섬모체근(ciliary muscle)은 섬모체의 버팀질의 대부분을 이루고 세 그룹의 민무늬근육섬유로 이루어져 수축함으로 수정체를 변형하여 조절력을 변화시킨다.
- 섬모체돌기(ciliary process)는 혈관이 풍부한 부분으로 방사상으로 75개 정도가 배열되어 있다. 섬모체돌기는 두층의 낮은 원주상피로 구성되며 이 세포들의 바닥가쪽에는 주름이 있고 Na^{+}/K^{+} – ATPase가 존재하여 안구방수를 생산하여 분비한다.
- 섬모체 띠(ciliary zonule)는 색소가 침착되지 않은 상피세포에서 형성된 fibrillin-1과 2가 대부분을 차지하는 방사상으로 형성된 섬유조직으로 수정체의 위치를 고정시킨다.

3) 맥락막(choroid)

맥락막은 눈의 뒤쪽 2/3에 위치하며 망막과 공막 사이에 두께가 0.1~0.2 mm이며, 혈관이 잘 발달된 성긴결합조직으로 구성되어 있고 수많은 색소세포를 포함하고 있다. 맥락막은 망막 바깥쪽 1/3 부분의 혈액 공급 및 대사를 주관하며 공막을 통해 들어오는 광선을 풍부한 색소로 차단하여 암실을 만들어 준다. 맥락막혈관층은 안으로는 브루크막(Bruch's membrane), 밖으로는 맥락막위공간(suprachoroidal space)과 접해 있다. 브루크막은 망막색소상피(retinal pigment epithelium)의 외벽면

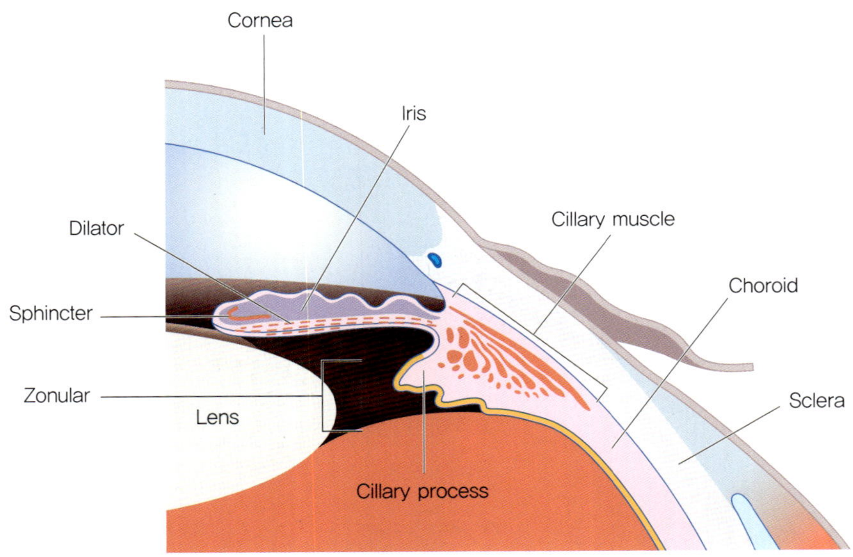

그림 1-5. 섬모체 구성 성분: 섬모체 근, 섬모체 돌기, 섬모체 띠

에 놓여 있으며, 브루크막 바로 바깥쪽에는 망막색소상피세포와 시각세포의 영양 공급원인 맥락막모세혈관층(choriocapillaris)이 있다. 망막쪽으로 갈수록 혈관이 가늘어져 가장 안쪽에서 하나의 모세혈관층을 형성한다.

3. 망막층(내막, inner coat)

망막은 눈의 가장 안쪽 구조로서 속층과 바깥층의 기본적인 2개의 층으로 발달되었다. 바깥층은 색소상피로 구성되고 속층은 신경세포층으로 구성된다.

1) 망막의 조직학적 구조

망막은 바깥쪽에서부터 안쪽으로 다음과 같은 10개 층으로 구성되어 있다.

① 망막색소상피층(Retinal pigment epithelium, RPE): 육각형의 단층세포로 맥락막과 밀착해 있다. 세포 내에 멜라닌 과립이 많지만 주로 광수용세포층과 접한 부분에 밀집해 있다. 이 층은 홍채 뒷면까지 연결되며 광수용세포층(photoreceptor cell layer)과의 유착은 그리 강하지 않고 광수용세포 사이에 색소돌기가 있다.

② 광수용세포층(photoreceptor layer, PRL): 빛을 감지하는 부분으로 원뿔세포(cone cell)와 막대세포(rod cell)의 두 가지 시각세포로 이루어져 있다. 원뿔세포는 비교적 밝은 빛에 반응하고 빛의 여러 파장을 탐지할 수 있다. 막대세포는 어두운 빛에서 기능하며 초록색(505 nm) 파장에서 최대로 반응한다.

③ 바깥경계막(external limiting membrane, ELM): 작은 구멍이 많이 있는 그물 모양으로 시각세포의 바깥조각(outer segment)이 이 구멍을 통과한다.

④ 바깥핵층(outer nuclear layer, ONL): 시각세포의 핵으로 구성되어 있다.

⑤ 바깥얼기층(outer plexiform layer, OPL): 세포의 축삭(axon), 두극세포(bipolar cell), 수평세포(horizontal cell)의 가지돌기(dendrite)와 뮐러섬유(Müller fiber)로 구성된 얼기조직이다.

⑥ 속핵층(inner nuclear layer, INL): 주로 두극세포의 핵으로 구성되며 그밖에 수평세포, 무축삭세포(amacrine cell), 뮐러세포의 핵이 있다. 또한 이 층에는 망막혈관이 있다.

⑦ 속얼기층(inner plexiform layer, IPL): 두극세포의 축삭, 신경절세포의 가지돌기와 무축삭세포의 섬유, 뮐러섬유로 구성된다.

⑧ 신경절세포층(ganglion cell layer, GCL): 신경절세포의 핵이 있고 뮐러세포와 신경아교세포(neuroglia)도 분포해 있다.

⑨ 신경섬유층(nerve fiber layer, NFL): 주로 신경절세포의 축삭이 있으며, 그밖에 각종 신경아교세포가 있다. 신경섬유는 망막 내면과 나란히 주행하여 시신경유두로 향한다.

⑩ 속경계막(internal limiting membrane, ILM): 망막 내면에 있는 막으로 뮐러세포의 기저막에 해당하며, 망막의 속경계막과 유리체막은 서로 접해 있다고 알려져 있다.

바깥분절 모양에 따라 이름이 붙은 막대세포와 원뿔세포(cone cell)는 망막의 PRL에 배열되어 빛을 수용하고 동시에 바깥얼기층에 축삭이 있는 두극 신경세포이다. 막대세포는 낮은 조명도에

반응하고[암순응시각(암소시), 암순응, scotopic vision], 원뿔세포는 높은 조명도에 반응하며[낮눈보기(명소시), 명순응, photopic vision] 색각(color vision) 기능을 갖고 있다.

원뿔세포는 중심오목(fovea centralis)에 집중되어 있으며, 망막 주변부에는 막대세포가 밀집해 있다. 이 광수용세포의 바깥조각은 망막세포상피의 탐식작용으로 제거되기 때문에 바깥조각은 속조각(inner segment)에 의해 지속적으로 합성되어야 한다. 원뿔세포원반(cone disk)은 주로 밤에 합성되고 막대세포원반(rod disk)은 주로 낮에 합성된다. 원뿔세포와 막대세포는 바깥조각에 시각색소(visual pigment)를 함유한 원형질막원반(plasma membrane disk)을 약 700~1,000개씩 가지고 있다. 원뿔세포와 막대세포의 축삭은 수평세포, 두극세포와 연접(synapse)한다. 수평세포는 막대세포를 서로 연결해 주며, 두극세포는 무축삭세포, 신경절세포와 연결된다. 이후 신경절세포의 축삭은 합쳐져서 시신경을 형성하고 뇌로 연결된다. 중심오목에는 약 15만 개의 원뿔세포가 이보다 2배 정도 많은 신경절세포와 연결되어 있으며, 망막 주변부에서는 1만 개 정도의 막대세포가 같은 수의 신경절세포와 연결되어 있다.

막대세포에는 로돕신(rhodopsin)이라는 시각색소가 존재하여 빛을 수용하는데, 대략 507 nm 파장의 가시광선에 대해 가장 높은 흡수도를 나타낸다. 원뿔세포는 3개의 시각색소를 갖고 있는데, 이들은 440 nm(파란색, 짧은 파장), 505 nm(초록색, 중간파장), 570 nm(빨간색, 긴 파장)에서 각각

가장 높은 흡수도를 보인다. 막대세포에서 일어나는 빛에 의한 신호전달의 과정은 흡수된 빛이 세포 내의 cGMP의 양을 감소시켜서 세포막의 과분극(hyperpolarization)을 일으키고 이에 의해 신경전달물질의 방출 감소가 이루어진다. 막대세포와 연접된 두극신경세포는 연접에서의 이러한 신호에 반응하여 탈분극되어 활동전위를 시각신경의 신경절세포에 보내서 뇌에 상을 형성하도록 한다. 조명이 희미할 때에는 색상을 지닌 물체가 색상이 없는 물체로 보이는데, 조명이 강할수록 물체는 색상을 지니게 된다. 이는 암순응시각(암순응)에서 낮눈보기(명순응)로의 변화를 반영한 현상이다. 이러한 조명의 강도에 따른 변화를 푸르킨예 이동(Purkinje shift)이라 한다. 색상을 인지하는 과정에는 물리적·생리적·심리학적 기전이 포함된다. 380~370의 파장을 가진 가시광선은 시각에 자극을 주는데, 사람의 원뿔세포에는 다른 형태의 세 가지 시각색소가 있고 각기 특이한 파장에 민감하게 반응한다. 그 결과 눈은 자극하는 빛의 파장과 자극 강도, 망막순응의 정도에 따라 색상을 특정하게 인지한다.

2) 망막의 특수부위

① 황반(macula): 시신경유두(optic disc)로부터 약 3 mm(유두 지름의 약 2배 거리) 귀쪽 약간 아래에 있는 타원형의 함몰부를 황반이라 한다.
황반은 망막이 얇고 색소상피층의 색소가 다른 부위보다 많으며 엽황소(xanthophyll)라는 색소가 있어서 갈색으로 보이고, 주위에는 황반반사(macular reflex)가 나타난다. 황반 중앙에 가장 깊이 함몰되어 점모습반사가 나타나는 부위를 중심오목(fovea centralis)이라 한다. 이 부분에는 뮐러세포나 혈관이 없으며, 중앙의 지름 0.5~0.6 mm 부위에는 막대세포가 없고 원뿔세포만 존재한다. 중심오목에는 망막속층이 없고 바깥얼기층의 시각세포돌기는 기울어지면서 내층으로 연결되어 헨레신경섬유층(Henle fiber layer)이 되므로 광선은 직접 원뿔세포에 이른다.

② 시신경유두(optic disc): 시신경섬유로만 구성되며 사상판, 맥락막과 밀착해 있다. 이 부위에는 시각세포가 없으므로 시야 검사(visual field examination)에서 생리적 암점(physiologic blind spot)(마리오트맹점, Mariotte blind spot)으로 나타난다.

③ 톱니둘레(ora serrata): 망막의 앞쪽 끝부분이며 부분적으로 톱니 모양을 띤다. 이 부분에는 시각세포가 없으며 망막은 톱니둘레에서 섬모체상피가 되어 홍채 뒷면까지 계속된다.

4. 눈 내부 구조물

1) 수정체(lens)

수정체는 양면이 볼록한 원반 모양을 띠며, 혈관이 없고 무색투명하다. 두께는 4 mm, 지름은 9 mm이며 굴절력은 약 20디옵터이다. 수정체는 홍채 뒤에 위치하고 섬모체띠에 의해 섬모체에 연결되어 있으며 앞에는 방수, 뒤에는 유리체가 있다. 수정체 앞면의 중앙은 전극이라 하고, 뒷면의 중앙은 후극이라 한다. 앞면과 뒷면의 이행부를 적도라 하며 섬모체띠가 이곳에 부착되어 있다.

수정체는 수정체낭(lens capsule), 앞상피(anterior epithelium), 수정체섬유(lens fiber)로 구성된다. 수정체낭은 반투과성 막으로 수분과 전해질이 투과하고, 주변부가 두껍고 중심부가 얇으며 앞면이 뒷면보다 두껍다. 앞상피는 수정체 앞면(전낭)에만 있으며, 낭의 바로 밑에 있는 단층의 정육면체 모양 세포이다. 이것이 적도부에서 점차 앞뒤 방향으로 길어져 수정체섬유가 된다. 수정체섬유는 양파껍질 모양으로 층을 이루고, 절단면은 거친 오각형이며 세포 사이에는 세포액이 거의 없다. 이것이 수정체의 투명도에 관여하는 것으로 생각된다. 수정체섬유의 끝부분이 서로 만나서 봉합선(suture)을 형성하는데 세극등현미경 검사에서는 Y 모양으로 보이고, 뒤쪽에서는 거꾸로 된 Y 모양으로 나타난다. 수정체섬유는 적도부에서 만들어지며 오래된 섬유 표면에 점차 겹쳐지므로 동심성의 여러 층을 만든다. 중심부 섬유는 점차 단단해지는데 이 단단한 부분을 핵(nucleus)이라 하고 그 밖의 유연한 섬유층을 피질(cortex)이라 한다(그림 1-6).

수정체는 약 65%의 수분과 35%의 단백질로 이루어지며 적은 양의 광물질을 포함하고 있는데 신체의 다른 어느 부위보다 K^+을 많이 함유하고 있다. 수정체에는 혈관과 신경이 없으며 방수와 유리체에서 영양을 공급받는다. 각막과 함께 눈의 주된 굴절기관인 수정체는 탄력성이 있어서 섬모체근이 수축하여 섬모체띠가 이완되면 좀 더 통통한 둥근 모양으로 변하면서 굴절력이 증가하게 되는데, 이를 조절(accommodation)이라 한다. 수정체는 광선의 거의 80%를 투과시키는데, 이는 수정체 단백분자 사이에 형성된 공간의 구조가 특이하기 때문이다.

사람의 수정체는 전 생애를 통해 천천히 성장하고 나이가 들면서 서서히 노란색을 띠게 되는데, 이 때문에 망막에 이르는 빛에서 파란색과 보라색의 양이 감소한다. 이러한 현상은 사람과 영장류에만 존재하는 트립토판(tryptophan) 때문으로 추정된다. 수정체 섬유단백(lens fiber protein)은 수용성으로, 나이가 들면 높은 분자량과 많은 칼슘을 함유한 단백질이 만들어지고, 이러한 고분자 단백질 집적물로 인해 빛이 산란되어 혼탁(백내장)을 유발하게 된다. 70세 정상인의 수정체에서 고분자단백질의 양은 수정체 총 단백질량의 10~15%를 차지한다. 나이가 들면 수정체의 탄력성이 떨어질 뿐만 아니라 수정체 내의 수분 함량이 감소한다. 결정단백(crystalline protein)이 감소하는 동시에 불용성 단백질인 알부미노이드(albuminoid)가 상대적으로 증가한다. 칼륨, 글루타티온, 아스코르빈산 함량이 줄어들고 산소 소모량도 감소한다. 빛이 잘 통과하려면 수정체가 투명해야 하는데, 이 투명도를 상실하고 혼탁한 상태를 백내장(cataract)이라 한다. 이는 수정체 단백질의 변성으로 인해 나타나고, 다른 요인들도 복합적으로 관여한다.

2) 섬모체띠(zonule of Zinn)

수정체낭의 바깥층과 연결된 섬모체띠 섬유는 섬모체와 수정체 적도 주변부를 연결하는 섬유다발로서 조절에 관여한다.

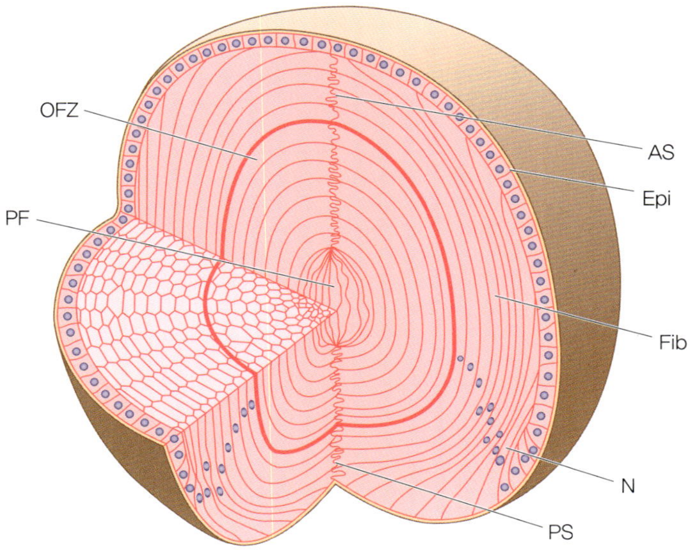

그림 1-6. 수정체의 구조 OFZ (organelle-free zone), Fib (fiber cells), PF (primary fiber cell)

3) 유리체(vitreous body)

유리체는 안구에서 용적이 가장 큰 구조물로서 투명한 겔(gel) 상태로 안구의 중심부에 있다. 투명하고 질긴 유리체막(hyaloid membrane) 속에 물과 히알루론산(hyalu-ronic acid), 아교질이 젤리 형태로 차 있다. 유리체가 투명한 것은 혈관조직이 없기 때문인데 인접한 섬모체, 맥락막, 망막에서는 영양을 공급받는다. 유리체 내의 액체는 클로케관(Cloquet's canal)이나 망막중심혈관 주위의 공간을 통해 배출된다. 유리체 앞쪽에는 수정체, 섬모체띠, 섬모체가 닿아 있고, 뒤로는 망막과 시신경유두가 닿아 있다. 따라서 이 조직들에 병변이 생기면 유리체가 큰 영향을 받는다.

4) 방수(aqueous humor)

방수는 각막의 형태를 유지시키고, 안압(intraocular pressure)을 일정하게 유지하여 맥락막, 공막이 부드럽게 접촉할 수 있도록 하며, 혈관이 없는 수정체와 각막에 영양분을 공급한다. 방수의 생성량은 2~3 ㎕/분이고 방수의 용적은 200~300 ㎕(약 0.2 mL)이다. 방수의 80%는 앞방에, 20%는 뒷방에 있다. 투명한 액체로서 삼투압은 혈청보다 약간 높고 pH는 혈청보다 낮다. 섬모체에서 분비된 방수는 두 가지 방법으로 배출되는데, 대부분은 뒷방에서 동공을 통해 앞방으로 빠져나간 후 전방각(anterior chamber angle)의 섬유주(trabecular meshwork)와 쉴렘관(schlemm canal)을 통과하여 방수정맥(aqueous vein)으로 배출되고, 일부는 섬모체를 거쳐 포도막-공막을 통해 배출된다.

앞방과 뒷방의 깨끗한 액체인 방수는 각막 뒷면과 수정체, 섬유주에 대사물을 공급한다. 뒷방으로 한 번 분비된 방수는 섬모체의 재흡수, 수정체나 각막의 포도당, 지방산, 아미노산의 흡수, 이 조직들의 대사산물 배설 같은 여러 인자의 조성을 조정한다.

5. 눈의 생리적 기능(physiology of the eye)

1) 조절(accommodation)

조절이란 수정체 앞면의 굴절력을 증가시켜 근거리 물체의 상이 망막에 정확히 맺히게 하는 과정을 말한다. 섬모체근이 수축하여 섬모체띠가 이완되면 이에 따라 수정체가 두꺼워지면서 앞면 중심 만곡이 커져 굴절력이 증가한다. 반대로 섬모체근이 이완되어 섬모체띠가 팽팽해지면 수정체 두께가 얇아져 굴절력이 감소한다.

수정체가 노화되면 수정체의 탄력성이 없어지고 핵이 점점 단단해져 섬모체띠가 이완되어도 수정체가 덜 둥글어져 조절력이 점점 약해진다. 이 과정은 태어남과 동시에 시작되어 60세가 되면 조절력이 1디옵터 정도만 남게 된다(노안, presbyopia). 이는 주로 수정체의 변화로 인한 현상이지만 나이가 들면서 섬모체 탄력의 감소 역시 중요한 요인이다.

2) 굴절면(refractive surface)

눈으로 들어가는 빛은 각막에서 굴절된 후 방수를 지나 다시 수정체에서 굴절된다. 각막의 앞면이 주된 눈의 굴절면이며, 각막의 굴절력은 43디옵터 정도이다. 수정체의 앞면과 뒷면은 모두 볼록하지만, 양면이 모두 굴절률이 유사한 액체에 잠겨 있기 때문에 공기와 접촉한 각막보다 수정체 앞면의 굴절력이 낮다. 수정체는 일련의 농축된 단백질들로 구성되기 때문에 광학적으로 굴절의 총 지수는 각각의 단백질보다 더 크다. 젊은 사람의 경우 눈의 조절로 수정체의 두께와 만곡도를 변화시켜 굴절력을 19~33디옵터까지 조절할 수 있다.

3) 굴절이상(refractive error)

굴절이상은 두 가지 요소, 즉 각막과 수정체의 굴절력, 안축장(axial length)으로 결정되며, 굴절력과 안축장은 상호 관련이 있다. 우리의 눈은 눈 안으로 들어오는 평행한 빛의 초점을 망막에 맞추는 데 필요한 굴절력을 갖고 있다. 안축장은 22~27 mm이며, 휴식기 정상 눈의 굴절력은 52~63디옵터이다.

굴절이상은 안축장과 눈의 굴절력 간의 불일치 때문에 일어나는 현상이다.

4) 안압(intraocular pressure)

안구의 형태를 유지하려면 안압이 대기압보다 높아야 한다. 정상 안압은 대기압보다 높은 10~20 mmHg이다. 안압은 심장박동으로 인한 맥락막 혈류량 변화에 따라 지속적으로 변한다. 자세, 복압 상승, 심리적 요인에 의해서도 안압이 변할 수 있는데, 정상적으로 하루 중 2~5 mmHg 정도 변동한다.

5) 시각기전(visual mechanism)

전자기선(electromagnetic radiation)은 망막의 바깥쪽에 있는 광수용체원반의 색소에 의해 흡수되는데, 색소분자의 모양을 변화시켜 신경을 자극한다. 우리가 볼 수 있는 빛(가시광선)의 파장은 380~770 nm이다. 파장이 이보다 더 길거나 짧은 전자기방출은 각막에 흡수되거나 흡수되지 않고 눈을 통과한다.

6) 눈에 대한 빛의 작용

파장이 다른 방사에너지(radiant energy)는 동일한 양이라도 동일한 시각을 일으키지 못한다. 예를 들어 0.001 W의 초록색은 밝게 보이지만, 0.001 W의 파란색은 어둡게 보인다.

7) 암순응(dark adaptation)

어두울 때 빛을 감지하려는 노력, 즉 눈의 민감도가 증가하는 것을 암순응이라고 한다. 이때 동공은 확대되고 망막은 신경-생화학적으로 변화한다.

8) 명순응(light adaptation)

암순응된 눈이 밝은 빛에 노출되면 민감도가 크게 감소하는데, 이때 두 가지 변화가 나타난다. 약 0.05초 내에 완전히 이루어지는 신경과정(neural process)과 약 1분 내에 일어나는 로돕신이 레티날(retinal)과 옵신(opsin)으로 나누어지는 느린 생화학과정이다. 신경과정은 자극을 받은 망막영역과 관계없이 일어나는 반면, 생화학과정은 자극을 받은 부위에서만 일어난다.

명순응 때는 로돕신이 하얗게 되고 동공이 수축하며, 가장 민감한 광도가 빛스펙트럼의 황적색 쪽으로 이동·전이(shift)하고 망막의 pH는 7.3에서 7.0으로 낮아진다.

9) 색각(color vision)

색을 식별하는 것은 물리적·생물학적·심리학적 기전이 관여하는 복잡한 눈의 생리이다. 색각은 물체에 반사된 광선에 자극을 받아 이루어지며, 빛의 강도와 주위 색깔에 따라 달라진다. 광선에는 색깔이 없지만 파장이 380~770 nm인 가시광선은 망막원뿔세포를 자극하여 색을 감지하게 만든다.

10) 시냅스전달(synaptic transmission)

망막에서 시냅스전달은 직접 접촉 그리고 가지돌기(dendrite)와 축삭 사이의 신경물질 전달을 통해 이루어진다. 망막의 신경전달물질은 도파민(dopamin), 베타아미노부티르산(β-aminobutyric acid), 글리신(glycin), 망막신경세포를 억제하는 타우린(taurine), 농도에 따라 흥분기능과 억제기능을 동시에 하는 글루탐산염(glutamate), 아스파르트산(asparate) 등이다.

11) 휴지전위(resting potential)

각막의 전위도는 눈의 뒤쪽에 비해 양성이며 몇 mV 정도 전위차가 있다. 휴지전위는 각막이 양성인 양극성으로 망막색소상피로 결정되며 암순응된 눈보다 명순응된 눈에서 약 2배 더 높다.

안과검사학 실습보고서

학교명: 학번: 이름:

Section

02 눈의 시각경로

| 학습목표 |

1. 안구에서 얻어진 시각정보가 어떤 경로를 통해 뇌로 이동하는지 이해한다.

1. 시신경

우리가 눈을 통해서 사물을 보게 되는 과정은 망막에 맺힌 상이 시신경을 통해 뇌로 전달됨으로써 이루어진다. 망막에 도달한 빛은 시각세포에서 전기자극으로 바뀌어 망막의 신경절세포로 전달된다. 신경절세포의 축삭들은 신경섬유층을 형성하고 시신경은 약 100만 개의 신경절세포축삭으로 이루어진다.

망막의 신경섬유층이 모여 시신경유두를 형성한 후 안구를 빠져나온다. 안구를 둘러싼 안와의 뒤쪽 끝에는 시신경이 지나가는 시신경구멍(optic foramen)이 있다. 이곳을 지난 시신경은 시신경관(optic canal)을 지나 두개강 안으로 들어가고, 양쪽 눈에서 나온 시신경이 만나 시신경교차(optic chiasm)를 형성한다.

시신경의 섬유들이 여러 개의 다발로 나뉘어 공막을 통과하기 때문에 시신경이 공막을 통과하는 부분에는 체 같은 작은 구멍들이 있는데 이를 사상판(cribriform plate)이라 한다. 공막 내부의 길이는 약 0.7 mm이다. 사상판내에는 말이집(myelin sheath)이 없으므로 사상판의 지름은 약 1.5 mm이다. 사상판을 통과한 시신경은 말이집에 싸이기 때문에 지름이 3.0 mm 정도 된다. 안와 내부의 시신경은 S자 모양이며 길이는 25~30 mm로, 공막과 시신경구멍 사이의 직선거리인 18 mm보다 길어 안구가 움직일 때 시신경도 여유 있게 움직일 수 있다. 시신경관 내부에 있는 시신경의 길이는 약 4~9 mm로, 시신경은 싸고 있는 경질막(dura)은 골막에 단단히 붙어 있다.

두개강 내부의 시신경 길이는 약 10 mm로, 아래쪽에는 안장가로막(diaphragma sellae)과 해면정맥굴(cavernous sinus)이 있으며, 위쪽에는 앞대뇌동맥(anterior cerebral artery), 후각신경(olfactory nerve)이 있고, 바깥쪽에는 속목동맥(internal carotid artery)이 있다.

시신경집(sheath of optic nerve)은 뇌막이 연장된 것으로, 경질막은 시신경관에서 골막과 유착되어 있고 안구에서는 공막으로 이행한다. 거미막(arachnoid membrane)은 섬세한 섬유주로 시신경구멍의 두개강 끝부분에서 시신경과 만난다. 연질막(pia mater)은 시신경과 붙어 있고 혈관이 가장 많다. 경질막 밑공간(subdural space)은 두개 내부와 연결되지 않으나 거미막밑공간(subarachnoid space)은 시신경 아래쪽에서 두개 내부와 연결되어 감염, 혈액, 종양세포 등이 전파되는 경로가 된다.

시신경섬유는 80%의 시섬유(visual fiber)와 20%의 동공섬유(pupillary fiber)로 이루어져 있다. 시신경 섬유는 중추신경계이므로 신경집(Schwan sheath, neurilemma)이 없고 한 번 손상되면 재생되지 못한다. 시신경 내부를 망막중심동맥(central retinal artery)과 망막중심정맥(central retinal vein)이 통과한다. 망막중심동맥은 시신경구멍 근처에서 눈동맥으로부터 나와 시신경의 밑을 지나고 안구 뒤 10~12 mm 안쪽 아래에서 시신경 내부로 들어가 사상판을 통과하여 망막에 분포한다. 망막중심정맥은 사상판에서 동맥과 나란히 시신경 내부를 지나 동맥보다 뒤쪽에서 시신경 밖으로 나와서 일부는 위눈정맥(superior ophthalmic vein)과 합류하고 일부는 직접 해면정맥굴로 간다(그림 2-1).

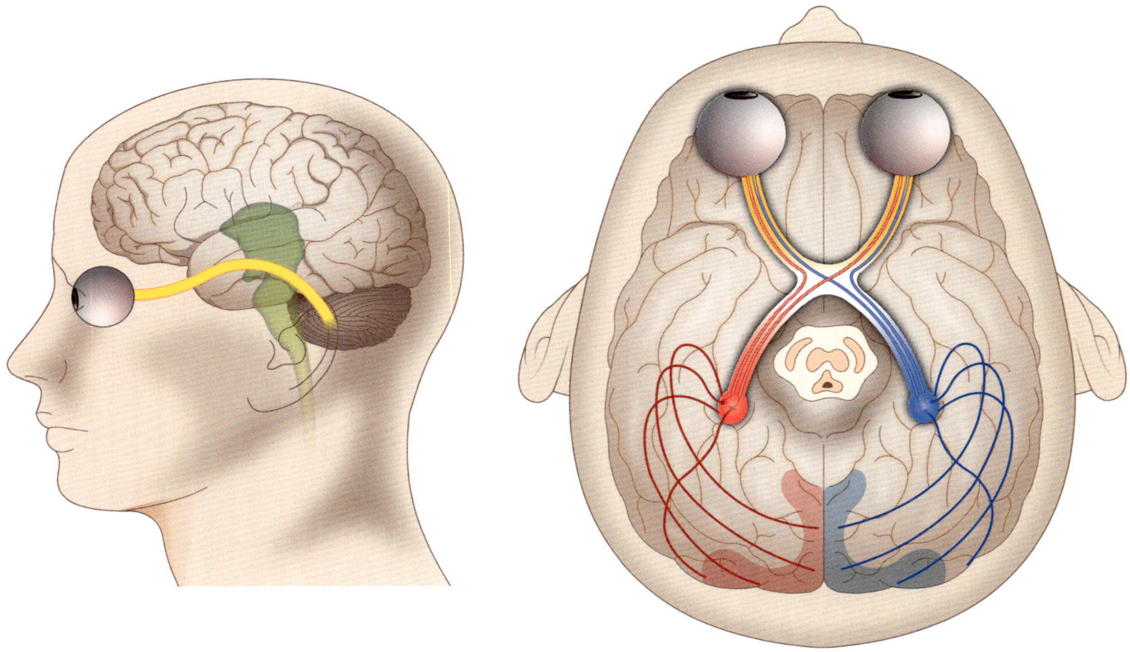

그림 2-1. 시신경의 경로
출처: http://amc.seoul.kr/asan/healthinfo/

2. 시각경로(visual pathway)

양쪽 눈에서 나온 시신경은 두개강 안에서 서로 만나 시신경교차를 이루는데, 이 시신경교차는 중두개와(middle cranial fossa)에서 시상하부(hypothalamus)의 앞쪽 끝 중간에 있으며 제3뇌실의 앞쪽 벽을 형성한다. 시신경교차의 아래쪽에는 뇌하수체가 있다. 시신경교차의 둘레에는 윌리스고리(circle of Willis)가 있으며 앞대뇌동맥이 위쪽에, 뒤교통동맥(posterior communicating artery)이 시각로(optic tract)의 아랫부분에 있다. 망막의 코쪽 부위에서 나온 시신경섬유는 시신경교차에서 반대쪽 시각로로 교차하고, 귀쪽 망막에서 나온 섬유는 같은 쪽 시각로로 직행한다.

시신경교차를 지난 시신경섬유는 양쪽 시각로를 이루어 뒤쪽 바깥으로 주행한다. 그중 80%는 가쪽무릎체(lateral geniculate body)에 이르고 나머지 20%는 가쪽무릎체를 거치지 않고 중간뇌(midbrain)로 가서 동공대광반사(pupillary light reflex)에 관여한다. 시각부챗살은 가쪽무릎체에서 시작하여 후두엽 내면에서 부채같이 퍼져서 끝나는데, 이 부위가 시피질(visual cortex)이며 브로드만(Brodmann) 제17영역에 해당한다.

안과검사학 실습보고서

학교명:　　　　　　　　　　　학번:　　　　　　　　　　　이름:

Section

03 눈의 부속기관

학습목표

1. 안구의 기능을 도와주는 부속기관의 해부학적 구조를 이해한다.
2. 눈의 부속기관의 기능을 이해한다.

1. 결막(conjunciva)

결막은 얇고 투명한 점막으로 눈꺼풀판 뒷면과 단단히 붙어 있는 눈꺼풀결막(palpebral conjunctiva), 안구의 앞쪽 공막을 덮고 있는 안구결막(bulbar conjunctiva), 이 두 부분을 연결하는 결막구석(conjunctival fornix) 등 세 부분으로 나뉜다.

눈꺼풀가장자리(lid margin)에서 약 2 mm 떨어진 눈꺼풀결막에 눈꺼풀테와 평행한 홈이 있는데, 이것을 눈꺼풀판밑고랑(subtarsal sulcus)이라고 하며 이곳에 이물이 잘 낀다. 결막구석(conjunctival fornix)은 결막아래조직과 느슨히 붙어 있고 주름이 많으며 잘 이동한다. 또 정맥얼기(venous plexus)가 발달해 있다. 안구결막은 적도 앞의 공막을 덮으며 각막가장자리(corneal limbus)를 제외한 부위에서 테논낭과 공막에 느슨하게 부착된다. 안쪽눈구석에는 황색 융기물인 눈물언덕(lacrimal caruncle)과 반달주름(semilunar fold)이 있다. 결막은 다른 부위의 점막과 마찬가지로 다층원주상피세포층과 고유판(lamina propria)으로 이루어져 있다(그림 3-1).

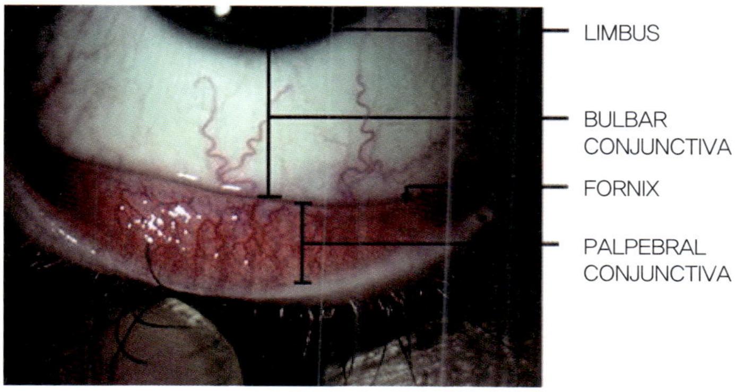

그림 3-1. 결막의 구조

2. 눈꺼풀(eyelid)

눈꺼풀은 외부 자극으로부터 눈을 보호하는 피부, 근육, 결막이 포함된 유연한 구조이다. 눈꺼풀의 기능은 눈으로 들어가는 광선의 양을 조절하고, 안구표면에 눈물을 분포시킨다. 눈꺼풀 피부는 인체의 피부층 중 가장 얇고 피하조직이 느슨하기 때문에 쉽게 부어오르지만, 그만큼 빠르게 정상으로 회복된다. 위눈꺼풀은 눈썹이 경계이며 아래눈꺼풀은 뚜렷한 경계가 없다. 위 · 아래눈꺼풀은 안와부와 눈꺼풀판부로 나뉜다. 위눈꺼풀의 주름(쌍커풀선, crease)은 서양인에게는 뚜렷하지만 우리나라 사람에게는 없는 경우가 많다. 이 주름은 눈꺼풀올림근(levator palpebrae superioris muscle)의 널힘줄(aponeurosis)이 피부에 부착되어 생긴다. 눈을 뜨면 위 · 아래눈꺼풀 사이에 타원형의 공간이 생기는데 이것을 눈꺼풀틈새(palpebral fissure)라 한다. 눈꺼풀틈새의 안쪽을 안쪽눈구석(medial canthus), 바깥쪽을 가쪽눈구석(lateral canthus)이라 하며, 눈꺼풀틈새를 이루는 위 · 아래눈꺼풀의 테두리 부분은 눈꺼풀가장자리(lid margin)라고 한다. 안쪽눈구석에서 5 mm 정도 바깥쪽에 있는 위 · 아래눈꺼풀 테가 약간 튀어나온 부분에 눈물점(lacrimal punctum)이 있다.

피부밑에는 눈꺼풀을 움직이는 눈둘레근과 눈꺼풀올림근의 줄지어진 다발이 있다. 결막 근처는 다른 조직을 지지해주는 치밀한 섬유탄력체인 눈꺼풀판(tarsal plate)이 있다. 눈꺼풀판은 20~25개의 큰 피부기름샘을 둘러싸는데, 이는 속눈썹을 따라 열리는 긴 중심관으로 분비하는 샘꽈리샘을 가지고 있다. 이들을 눈꺼풀판샘(tarsal gland) 또는 마이봄샘(Meibomian gland)라고 하는데, 여기서 만들어진 피부기름은 눈물막의 표면층을 형성해주고, 안구표면이 마르지 않도록 하여 매끄럽게 해준다(그림 3-2).

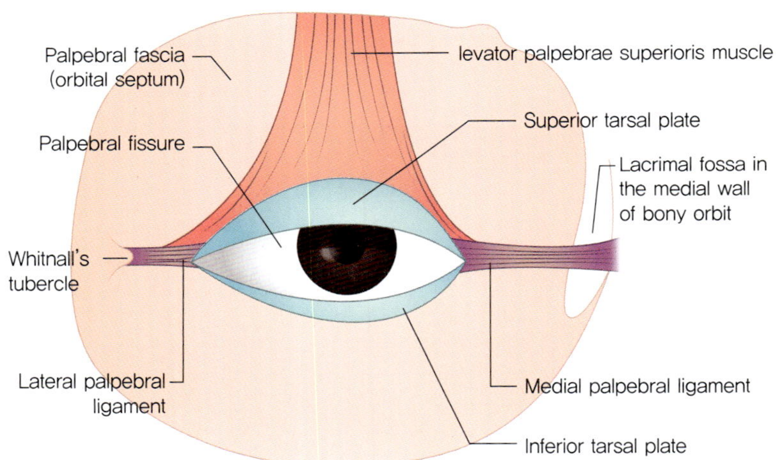

그림 3-2. 눈꺼풀의 구조

3. 눈물샘(lacrimal gland)

눈물샘은 지속적으로 눈물을 생성하여 분비하여 각막과 결막을 촉촉하고 매끄럽게 하며, 각막 상피세포에 산소를 공급한다. 눈물은 다양한 대사물과 전해질, 라이소자임과 같은 선천면역 단백질을 포함한다. 덧눈물샘은 눈물샘 부피의 10% 정도를 차지한다.

눈의 깜박운동은 눈물점을 코쪽으로 향하게 하고 눈물소관을 짧게 하며, 눈물을 눈물주머니 쪽으로 흐르게 한다. 눈둘레근이 수축하면 눈물주머니가 확장되어 부분적 음압을 만들어서 눈물을 빨아들인다. 눈둘레근의 배출작용은 정상적인 눈물 배출에 필수이다. 눈물 분비는 눈물샘의 주된 작용이다. 평소에는 덧눈물샘, 술잔세포와 지방분비샘만으로도 충분한 눈물층을 유지할 수 있어 눈 건조 증상이 나타나지 않는다. 삼차신경의 눈분지(ophthalmic division)가 눈물의 반사자극에 가장 민감하다. 즉 각막과 결막 질환, 코점막(nasal mucosa)의 자극이 반사자극의 전형적인 예이다(그림 3-3).

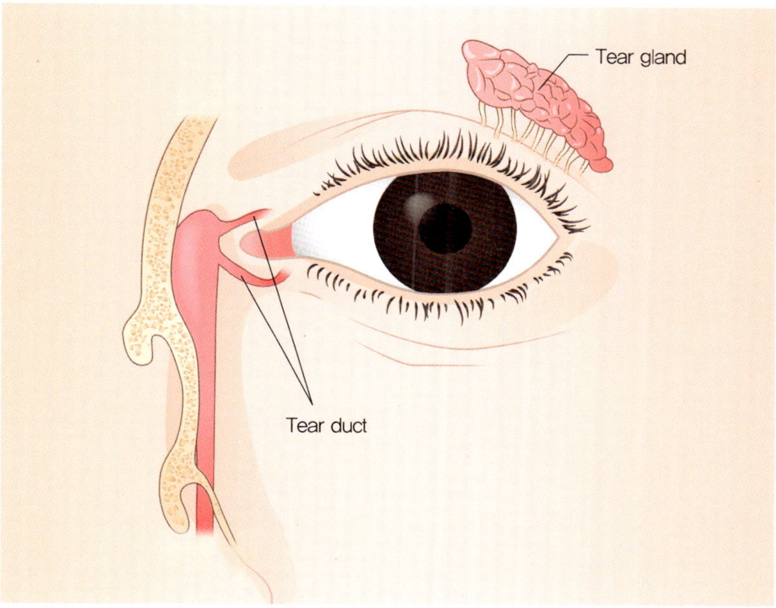

그림 3-3. 눈물샘의 구조

안과검사학 실습보고서

학교명: 학번: 이름:

Section

04 안과 진단 관련 의학용어

학습목표
1. 안과의 해부학적 용어를 이해하고 설명할 수 있다.
2. 시력검사 및 검사별 용어를 이해하고 설명할 수 있다.
3. 질환별 용어를 이해하고 설명할 수 있다.

1. 해부학적 용어

약어	풀이	의미
OU	Oculus uterque	양쪽 눈
OD	Oculus dexter	오른쪽 눈
OS	Oculus sinister	왼쪽 눈
AC	Anterior chamber	앞방
PC	Posterior chamber	뒷방
EOM	Extraocular muscle	눈바깥근육
IOP	Intraocular pressure	안압
PD	Interpupillary distance	동공사이거리
RPE	Retinal pigment epithelium	망막색소상피
ONL	Outer nuclear layer	외핵층
RNFL	Retinal nerve fiber layer	망막신경섬유층
IPL	Inner plexiform layer	내망상층
INL	Inner nuclear layer	내핵층
GCL	Ganglion cell layer	신경절세포층
ILM	Internal limiting membrane	내경계막
ONH	Optic nerve head	시신경유두

2. 시력검사 용어

약어	풀이	의미
CF	Counting finger	안전수지
HM	Hand movement, motion	안전수동
LP	Light perception	빛지각
CST	Contrast sensitivity test	대비감도검사
D	Diopter	디옵터(렌즈의 굴절도)
N.C	None corrigible	교정불능
Sph	Spherical lens	구면렌즈
Cyl	Cylinder lens	원주렌즈

3. 검사별 용어

1) 망막전위도 검사, 다초점 망막전위도 검사, 눈전위도 검사

약어	풀이	의미
ISCEV	International society of clinical electrophysiology for vision	국제임상시각전기생리학회
ERG	Electro retinography	망막전위도
ERP	Early receptor potential	조기수용체전위, 조기시각세포전위
EOG	Electro oculography	눈전위도
LP	Light peak	명순응 최고점
DT	Dark trough	암순응 최저점

2) 시각유발전위 검사

약어	풀이	의미
VEP	Visual evoked potential	시각유발전위
VER	Visual evoked response	시각유발반응

3) 안과초음파 검사

약어	풀이	의미
T	Transverse	가로
L	Longitudinal	세로
IOL	Intraocular lens	인공수정체
AL	Axial length	안축길이
ACD	Anterior chamber depth	앞방깊이

4) 시야 검사

약어	풀이	의미
V/F	Visual field	시야
SWAP	Short wave length perimetry	단파장시야측정
RF	Reliability factor	신뢰인자
GHT	Glaucoma hemifield test	녹내장 반시야 테스트
MD	Mean deviation	평균편차
PSD	Pattern standard deviation	표준편차

5) 빛간섭단층촬영검사

약어	풀이	의미
OCT	Optical coherence tomography	빛간섭단층촬영
C/D ratio	Cup-disc ratio	유두함몰비
TSNIT	Temporal → superior → nasal inferior → temporal	귀쪽 → 위쪽 → 코쪽 → 아래쪽 → 귀쪽

6) 형광안저조영술 검사

약어	풀이	의미
FAG	Fluorescein angiography	형광안저조영술
ICG	Indocyanine green	인도시아닌그린

7) 기타 검사용어

약어	풀이	의미
BUT	Tear film breakup time	눈물막파괴시간
ENG	Electro nystagmo graphy	전기안진도검사
ICL	Intraocular lens implantation	안내렌즈삽입
KP	Keratoplasty	각막이식
LASEK	Laser epithelial keratomileusis	레이저각막상피절삭성형
LASIK	Laser in situ keratomileusis	레이저각막절삭성형
NCT	Noncontact tonometer	비접촉안압계
NIBUT	Non-invasive tear film break up time	비침습적 눈물막파괴시간
TMH	Tear meniscus height	눈물층높이
PRP	Panretinal photocoagulation	범망막빛응고

4. 질환별 용어

약어	풀이	의미
ARMD	Age-related macular degeneration	나이관련 황반변성
BRAO	Branch retinal artery occlusion	망막분지동맥폐쇄
BRVO	Branch retinal vein occlusion	망막분지정맥폐쇄
CRAO	Central retinal artery occlusion	망막중심동맥폐쇄
CRVO	Central retinal vein occlusion	망막중심정맥폐쇄
CSC	Central serous chorioretinopathy	중심장액맥락막병증
CNV	Choroidal neovascularization	맥락막신생혈관
CME	Cystoid macular edema	낭포황반부종
CIN	Conjunctival intraepithelial neoplasia	결막상피내종양(신생물)
DM	Diabetes mellitus	당뇨
DR	Diabetes retinopathy	당뇨망막병증
EKC	Epidemic keratoconjunctivitis	유행성 결막염
ERM	Epiretinal membrane	망막앞막
OKN	Optokinetic nystagmus	시운동눈떨림
NPDR	Non proliferative diabetic retinopathy	비증식성 망막병증

PDR	Proliferative diabetic retinopathy	증식성 망막병증
PACG	Primary angle closure glaucoma	원발폐쇄각녹내장
POAG	Primary open angle glaucoma	원발개방각녹내장
RAPD	Relative afferent pupillary defect	상대적 구심동공 운동장애
RD	Retinal detachment	망막박리
ROP	Retinopathy of prematurity	미숙아망막병증
RP	Retinitis pigmentosa	망막색소변성증

안과검사학 실습보고서

학교명: 학번: 이름:

안과검사학

CHAPTER II

안과 검사의 기본 개념

Section

05 안과 검사의 기본 개념

학습목표

1. 안과 검사를 수행하기 위한 기초 지식을 이해한다.
2. 안구에 이상을 일으킬 수 있는 여러 요소에 대해 이해한다.

안과 검사는 시각계통의 전기현상을 기록하여 망막에서 시각겉질에 이르는 시각경로의 기능을 평가하는 검사로 망막전위도(electroretinography, ERG), 눈전위도(electrooculography, EOG), 시각유발전위(visual evoked potential, VEP) 검사 등이 있다.

과거에는 다양한 검사 방법 및 환경들로 인해 안과 검사 결과의 신뢰도가 높지 않았다. 이에 국제임상시각전기생리학회(international society of clinical electrophysiology of vision, ISCEV)는 보정 과정을 위해 표준지침을 제시하였고, 이에 따라 측정 및 결과분석을 하여 신뢰할 수 있도록 자극과 기록장치 등 안과 분야의 전기 생리학적 장비가 표준수치에 맞게 보정되도록 하고 있다.

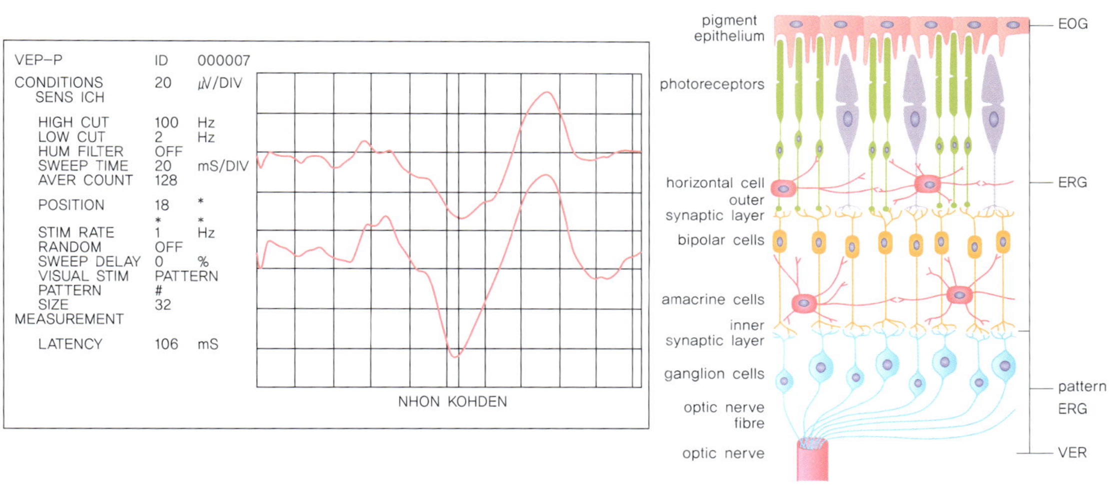

그림 5-1. 망막층들의 구조와 전기 생리 검사의 전위 발생 부위별 반영도

1. 광학의 물리 법칙

광선은 공기에서 300,000 km/sec의 속도로 움직이고, 투명한 고체나 액체를 통과할 때는 훨씬 느려진다. 이를 굴절지수(refractory index)로 나타내는데, 이는 물체를 지나는 빛의 속도에 대한 공기 속에서 빛의 속도의 비(ratio)이다. 공기 자체의 굴절지수는 1.0으로 나타내므로 빛이 어느 유리를 200,000 km/sec로 통과한다면 이 유리의 굴절지수는 300,000을 200,000으로 나눈 1.5가 된다. 파면(wavefront)이 다른 굴절지수를 가진 두 매체 사이의 접촉면을 지날 때 수직인 경계면에 부딪힐 때는 파동이 경로의 변경 없이 두 번째 매체로 들어가지만, 경사진 면을 통과할 때는 파면이 꺾이게 된다. 이때 경사진 경계면에 먼저 도착한 부분이 다른 부분보다 먼저 꺾인다(그림 5-2). 도착한 파면은 접촉하는 면에 따라 서로 다른 굴절을 나타내게 된다(그림 5-3). 이를 이용하여 렌즈의 종류를 다르게 하면 초점거리(focal length)의 차이를 만들 수 있다. 오목렌즈를 사용하면 허초점이 생성되며, 볼록렌즈를 사용할 경우 초점이 생성되는데, 렌즈 중심으로부터 초점까지의 거리를 초점거리(focal length)라고 한다(그림 5-4).

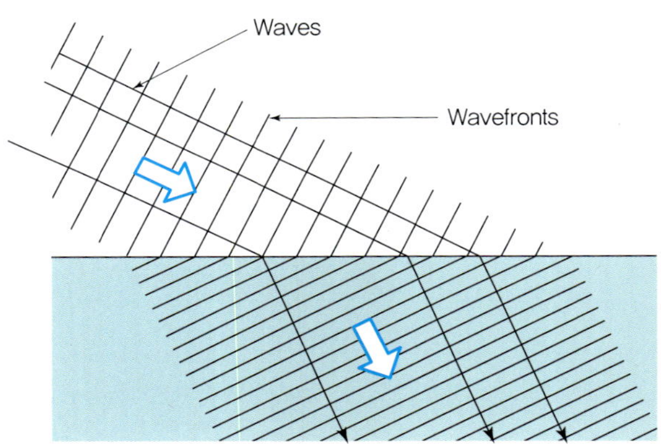

그림 5-2. 서로 다른 두 매질 사이에서 파면의 굴절

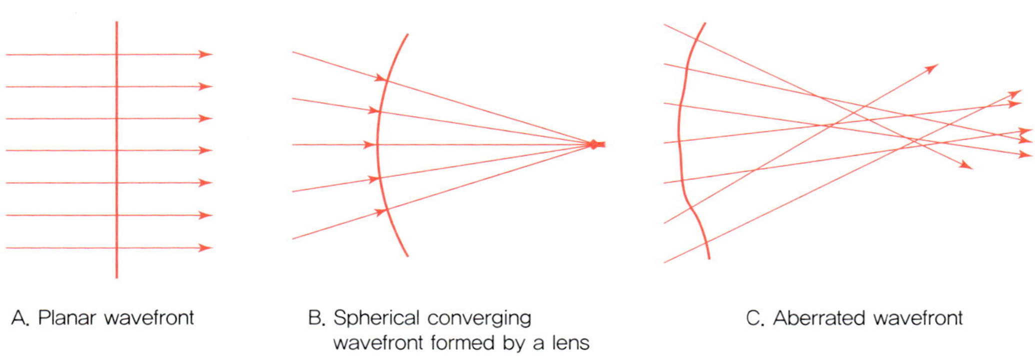

그림 5-3. 서로 다른 경계면에서 보이는 파면의 굴절 차이

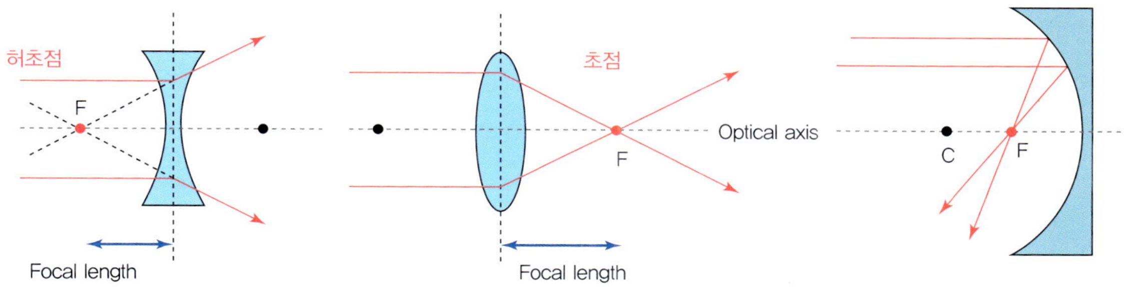

그림 5-4. 렌즈의 종류에 따른 초점 생성의 차이

2. 렌즈 굴절력 측정 - Diopter

렌즈가 광선을 더 많이 구부릴수록 굴절력(refractive power)이 크고 이를 디옵터(diopter)로 나타낸다. 볼록렌즈에서는 diopter로 표시한 굴절력은 1 m 초점거리로 나눈 것이다. 오목렌즈의 경우는 −1 diopter, −10 diopter로 표시한다. 디옵터는 아래와 같이 초점거리의 역으로 표시한다(그림 5-5).

$P = 1/f$

P는 디옵터로 측정한 능력치

f는 미터 단위의 초점 거리

예를 들어 초점 거리가 0.25 m인 가스의 굴절력은 1/0.25, 즉 4 디옵터가 된다.

눈의 굴절력은 60 디옵터 정도 되는데, 이 굴절력의 2/3는 수정체가 아니라 각막의 전면에 의해 형성된다. 각막의 굴절계수가 공기의 굴절계수와 차이가 많이 나지만, 수정체는 방수나 유리체의 굴절계수와 차이가 얼마나지 않기 때문이다. 단 수정체는 뇌로부터의 신경신호에 반응해서 만곡을 증가시킴으로 초점 조절을 할 수 있다(그림 5-6).

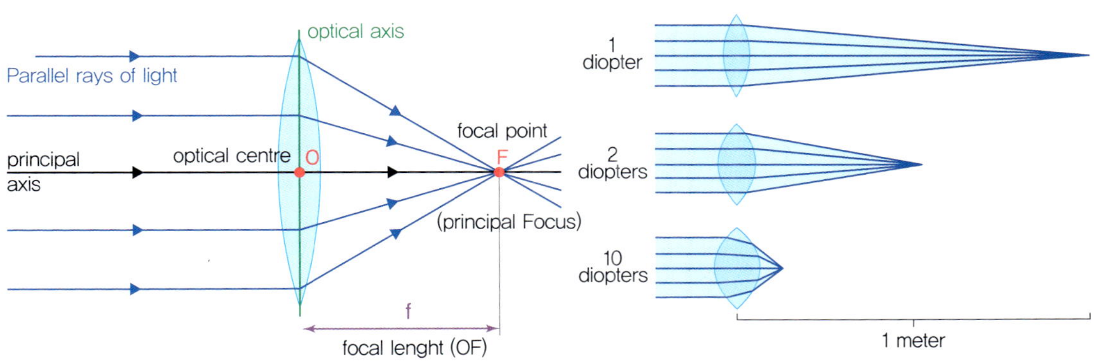

그림 5-5. 눈의 디옵터 구성

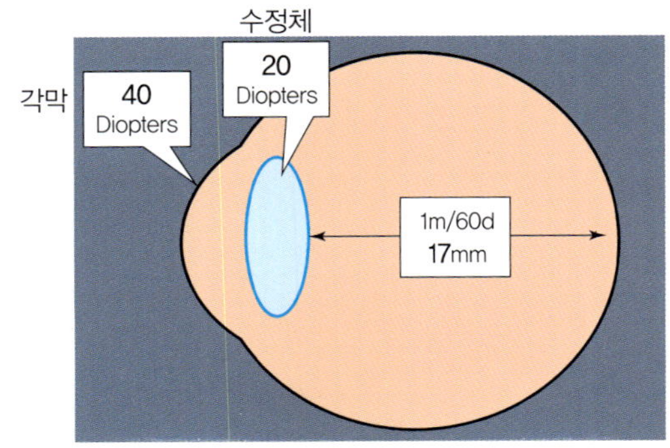

그림 5-6. 눈의 디옵터 구성

3. 수정체 조절

어린아이는 수정체의 굴절률을 20 디옵터에서 약 34 디옵터까지 증가시킬 수 있는데, 이때 증가한 14 디옵터를 조절(accommodation)했다고 한다. 수정체는 그 막이 장력을 받지 않고 이완된 상태가 되면 거의 구형이 된다. 이 수정체에 장력을 주는 것은 70여 개의 섬모체띠(suspensory ligaments)인데, 이들이 수정체의 가장 자리를 바깥쪽으로 당기고 있으며 섬모체에 붙어서 지속적인 장력을 부여한다. 섬모체근(ciliary muscle)은 섬모체띠와 붙어 있으며 날줄섬유(meridional fiber)와 돌림섬유(circular fiber)의 두 종류의 민무늬근 섬유로 구성된다. 날줄섬유가 수축하면 인대의 주변부 부착부위가 각막 주변부를 향해서 내측으로 당겨져서 수정체에 붙는 인대의 장력을 완화시킨다. 돌림섬유는 인대 부착부에 환상으로 놓여 있어서 이 근육이 수축하면 동그란 인대 부착부위의 직경을 줄여주고, 이는 인대가 수정체 막을 덜 끌어당기게 한다(그림 5-7).

날줄섬유와 돌림섬유로 구성된 섬모체근육은 수축된 상태에서는 수정체를 두껍게 하고, 이완된 상태에서는 수정체를 얇게 만들어 초점을 조절할 수 있게 한다(그림 5-8).

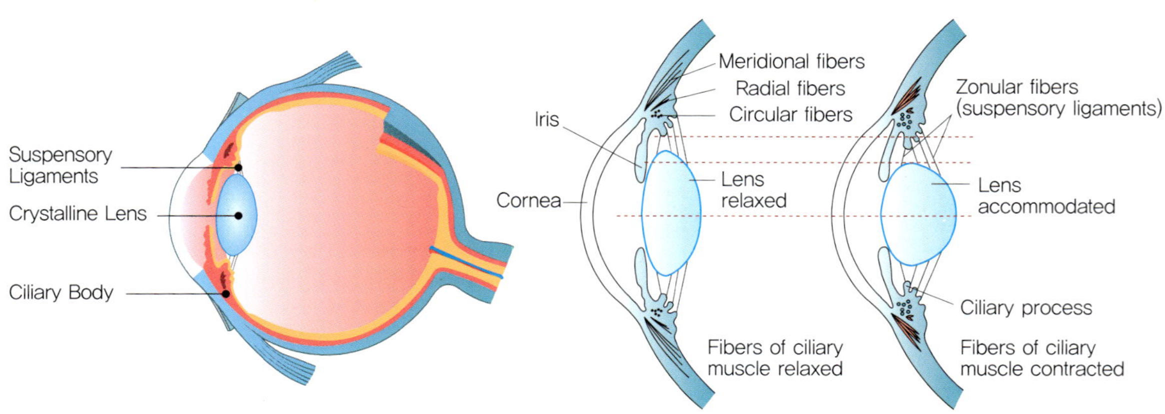

그림 5-7. 수정체 조절에 관여하는 섬모체띠(suspensory ligaments), 섬모체근(ciliary muscle) 및 날줄섬유(meridional fiber)와 돌림섬유(circular fiber)

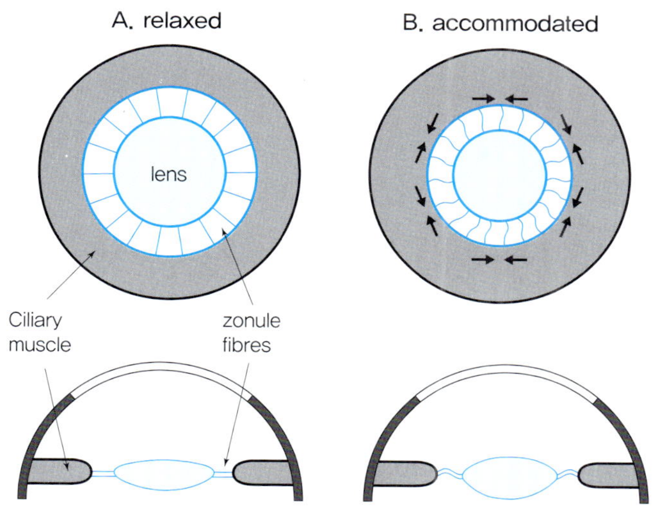

그림 5-8. 섬모체근육의 수축과 이완에 따른 수정체 두께의 변화

수정체의 두께를 조절하는 섬모체근육은 뇌간의 눈돌림신경핵으로부터 나오는 눈돌림신경과 동반해서 눈으로 오는 부교감시경에 의해 거의 대부분의 지배를 받는다. 부교감신경이 자극되면 섬모체근이 수축되고 섬모체띠가 이완되어서 수정체는 더 두꺼워지고 굴절력이 증가한다. 교감신경에 의한 수정체의 조절 효과는 거의 없다. 사람이 나이가 들어 노안(presbyopia)이 되면 수정체에 의한 초점조절 능력이 감소된다. 사람이 나이가 들수록 수정체가 커지고 두꺼워지면서 수정체의 탄력성이 떨어지기 때문이다. 아동기 때 14디옵터를 조절할 수 있었으나, 45~50세가 되면 2디옵터 이하로 되고 70세가 되면 거의 0디옵터가 된다.

4. 동공직경 조절

동공의 크기는 홍채(iris)의 조절에 의해 결정된다. 이를 통해 눈으로 들어오는 빛의 양이 조절된다. 동공을 통해 들어오는 빛의 양은 동공의 넓이 또는 동공 직경의 제곱에 비례한다. 사람의 동공은 1.5 mm에서 8 mm까지 변할 수 있으므로 빛의 양은 동공의 크기가 변함에 따란 약 30배까지 바뀔 수 있다.

동공의 직경이 작아지면 렌즈의 초점깊이(depth of focus)는 증가된다. 초점깊이가 길어질수록 망막이 초점면으로부터 많이 움직이고 수정체의 굴절력이 많이 바뀌어도 깨끗한 상을 얻을 수 있다. 반면에 초점깊이가 얕아질수록 망막이 초점면으로부터 약간만 떨어져 있어도 상이 흐려진다. 그러므로 가장 큰 초점깊이는 동공이 제일 작을 때 얻을 수 있는데, 그 이유는 매우 작은 동공에서는 모든 광선이 렌즈의 중심을 통과하고 모든 광선이 한 점에 모이기 때문이다(그림 5-9).

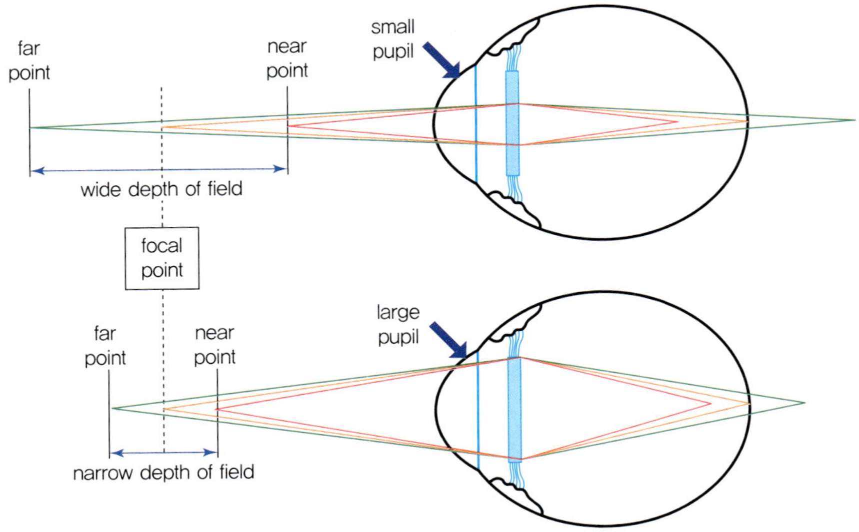

그림 5-9. 동공의 크기에 따른 초점깊이의 차이

5. 굴절이상

수정체 굴절에 의한 상의 변화는 정상인 경우를 정시(emmetropia)라 하고 이상 상태인 원시(hyperopia), 근시(myopia), 난시(astigmatism)가 있다(그림 5-10).

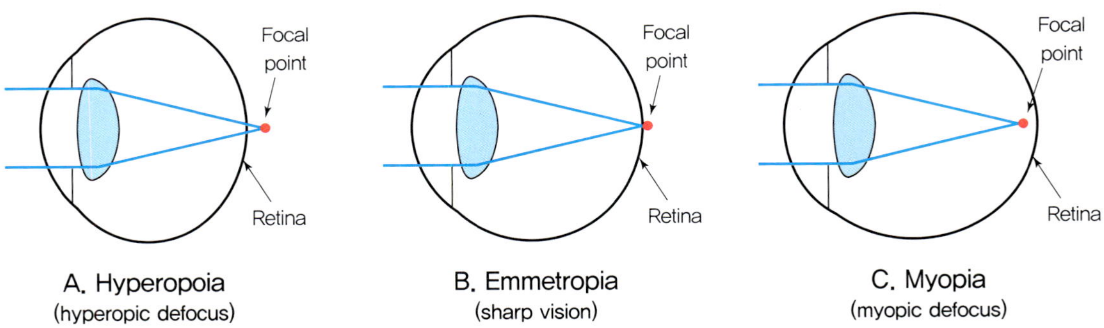

그림 5-10. 눈의 굴절이상에 따른 상 맺힘의 변화

1) 정시(emmetropia)

섬모체근이 완전히 이완되었을 때 먼 곳에 있는 물체에서 오는 평행광선이 망막에 정확히 초점을 맺는 눈을 '정시'라고 한다. 가까운 거리에 있는 물체에 초점을 맞추기 위해서는 섬모체근을 수축시켜 조절해야 한다.

2) 원시(hyperopia)

원거리 안이라고 알려져 있으며, 안구의 길이가 너무 짧을 때 발생한다. 섬모체근을 수축해서 수정체의 굴절률을 높여서 망막에 상이 맺힌다. 먼 거리의 물체를 볼 때는 섬모체근은 적은 양의 조절력만 사용하지만 물체가 눈에 가까워질수록 섬모체근은 그 문턱값까지 조절해야 정확히 초점을 맞출 수 있게 된다. 나이가 들어 '노안'이 되면 원시인 사람은 가까운 것은 물론이고 먼 곳까지도 초점을 맞추기 어렵다.

3) 근시(myopia)

근거리안이라고 하며 섬모체근이 완전히 이완될 때, 먼 거리의 물체로부터 오는 광선이 망막 앞에 초점을 맺는다. 이는 안구가 너무 크거나 렌즈의 굴절력이 너무 강해서도 생긴다.

4) 난시(astigmatism)

한 면의 상과 그것과 직각인 면에서 나오는 상이 한 면에 맺히지 않고 약간 떨어져서 거리를 두고 맺히는 굴절이상을 말한다. 이는 각막 한 면의 곡률도가 너무 클 때 많이 나타난다. 난시가 있는 렌즈는 한쪽 면의 곡률도가 다른 쪽 면의 곡률도보다 작다. 난시는 눈의 조절력으로는 결코 보완할 수 없다(그림 5-11).

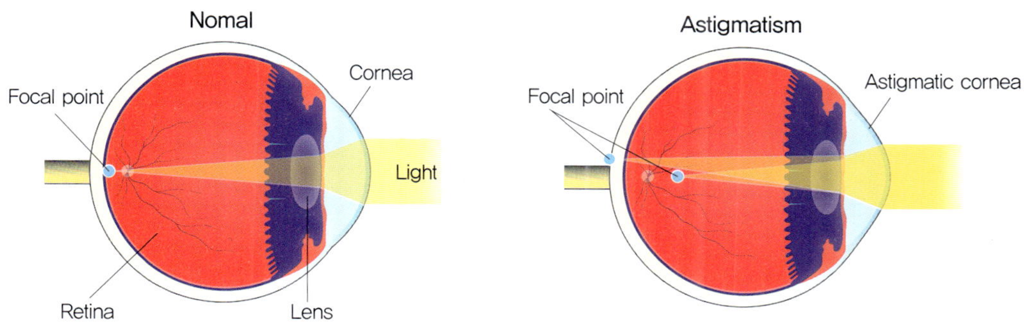

그림 5-11. 난시의 상 맺힘

6. 콘텍트렌즈를 이용한 시력 교정

콘텍트렌즈(contact lens)는 각막의 표면에서 정상적으로 이루어지는 굴절을 거의 모두 없애준다. 그 이유는 콘택트렌즈와 각막 사이에 있는 눈물이 각막의 굴절지수와 거의 같아서 더 이상 각막의 앞 표면이 광학 시스템에서 중요한 역할을 할 수 없기 때문이다. 대신 콘텍트렌즈의 앞면이 주 역할을 해서 콘텍트렌즈의 굴절률이 각막의 일반적인 굴절률을 대신하게 된다(그림 5-12).

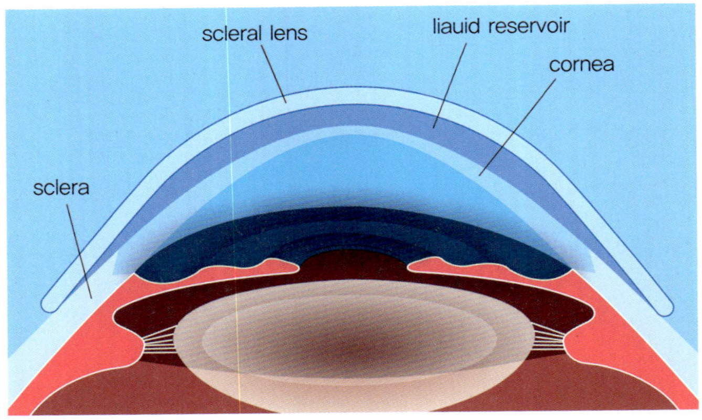

그림 5-12. 콘텍트렌즈는 각막의 굴절률을 대신할 수 있다.

7. 시력

망막에 맺히는 빛의 점(retinal spot)은 보통 11 μm의 지름을 가지는데, 이러한 광점은 중심부가 밝고 경계는 주변부로 갈수록 희미해진다. 시력이 가장 발달한 망막의 중심부인 중심와(fovea)에 있는 원뿔세포의 원뿔의 평균지름은 약 1.5 μm이고, 이는 망막 상에 맺히는 광점의 1/7에 해당하는 크기이다. 두 점이 망막에 중심와보다 약간 큰 크기인 2 μm 정도만 떨어지게 맺힌다면 구분을 할 수 있게 된다. 중심와의 직경은 0.5 mm 이하이고 이 부위를 벗어나면 시력이 점차 떨어진다.

시력을 나타내는 방법은 보통 20피트 떨어진 곳에 시력표를 놓고 읽을 수 있으면 시력이 20/20이라 하고 정상시력으로 판단한다. 만약 정상인이 200피트 떨어진 곳에서 읽을 수 있는 글자를 어떤 사람이 20피트 거리에서 읽는다면 시력은 20/200으로 표시한다. 즉, 시력을 나타내는 임상적인 방법은 두 거리의 수학적인 비로 표현되며 정상인에 대한 그 사람의 시력 비율로 나타낸다.

8. 눈에서 물체까지의 거리 결정 - 깊이 인지

시각은 물체까지의 거리를 다음과 같은 3가지 방법으로 인식한다.

1) 망막에 맺힌 알고 있는 물체의 상의 크기에 의한 거리 결정

원래의 크기를 알고 있다면 뇌는 상의 크기를 이용하여 자동적으로 거리를 알 수 있다.

2) 시차의 움직임(moving parallax)으로 거리 결정

고래를 한 쪽에서 다른 쪽으로 움직이면 가까운 물체는 빠르게 이동하는 것으로 보이고, 멀리 있는 물체는 거의 그 자리에 있는 것으로 보인다. 따라서 한쪽 눈만으로도 시차의 움직임을 가지고 물체의 상대적인 거리를 알 수 있다.

3) 입체시에 의한 거리 결정 - 두눈보기(binocular vision)

두 눈 사이의 거리가 2인치보다 약간 더 멀기 때문에 두 눈에 맺히는 각각의 상이 다르다. 이로 인해 두 눈을 가진 사람이 한쪽 눈만 가진 사람에 비해 물체가 가까이 있을 때 물체의 상대적인 거리를 훨씬 더 잘 판단하게 된다.

9. 눈의 액체 시스템(안구 내 액체)

눈의 내부는 액체로 차 있다. 그래서 눈이 충분한 압력을 갖고 팽창된 상태를 유지하는 것이다. 눈의 액체는 두 가지가 있는데 방수(aqueous humor)와 유리체(vitreous humor)이다(그림 5-13).

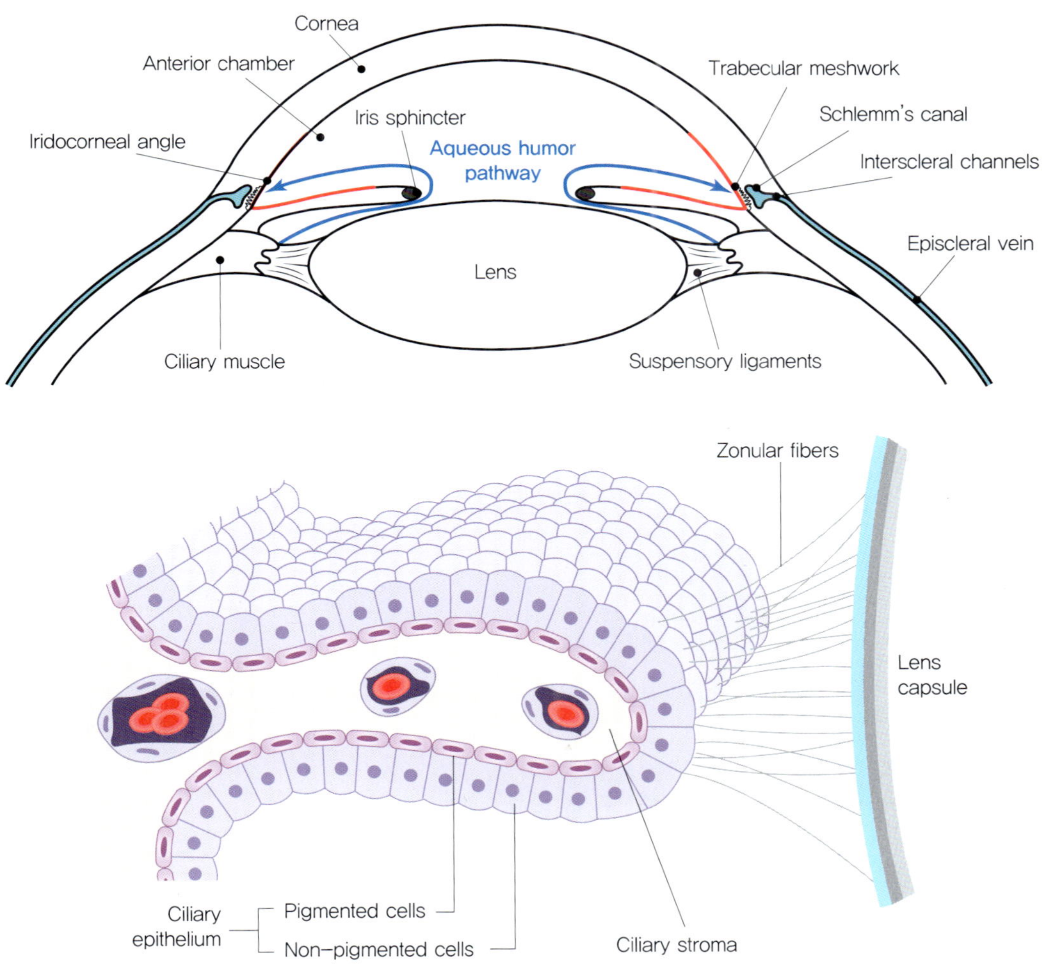

그림 5-13. 방수의 생성과 흡수 경로 및 방수를 생성하는 섬모체 돌기의 상피세포

1) 방수(aqueous humor)

수정체의 앞과 옆에 있는 것으로 자유롭게 흐르는 액체로 계속해서 생성되고 흡수된다. 섬모체 돌기에서 생성된 방수는 홍채 앞의 슐렘관(Schlemm's canal)을 통해 흡수가 된다.

2) 유리체액(vitreous humor)

젤라틴 물질로서 대부분 프로테오글리칸으로 구성되며 서로 섬유그물처럼 뒤엉켜 있다. 물질들이 확산되지만 흐름은 없다.

10. 안압(intraocular pressure)

안압은 안구의 압력을 나타내며 안압계(tonometer)를 사용하여 측정한다. 측정 시 각막을 국소마취제로 마취하고 안압계의 발판을 각막에 놓는다. 중심기둥으로 약한 힘을 가하면 기둥 밑의 각막의 일부가 아래로 밀린다. 밀리는 양은 안압계의 자에 나타나고 이를 안압으로 환산하여 표시한다. 안압은 정상에서 항상 15 mmHg 정도의 수치를 보이며 ±2 mmHg 내에서 변화한다. 안압의 수치는 방수가 생성되어 슐렘관으로 흘러나가는 유출의 저항 정도에 따라 결정된다. 즉, 슐렘관이 어떤 이유에서 막히게 되어 빠져나가는 방수의 양이 적어질수록 안압이 높아진다(그림 5-14).

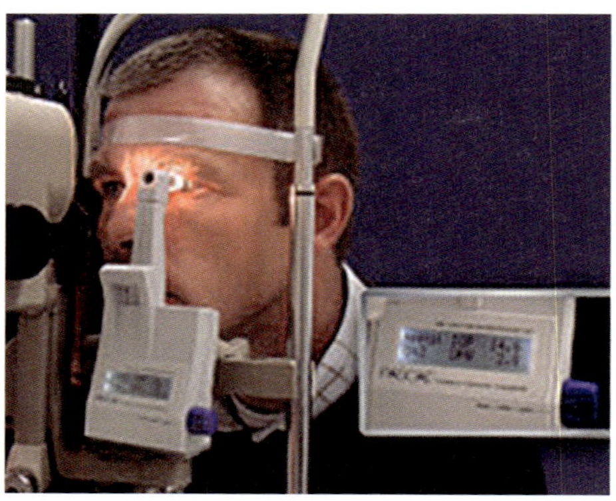

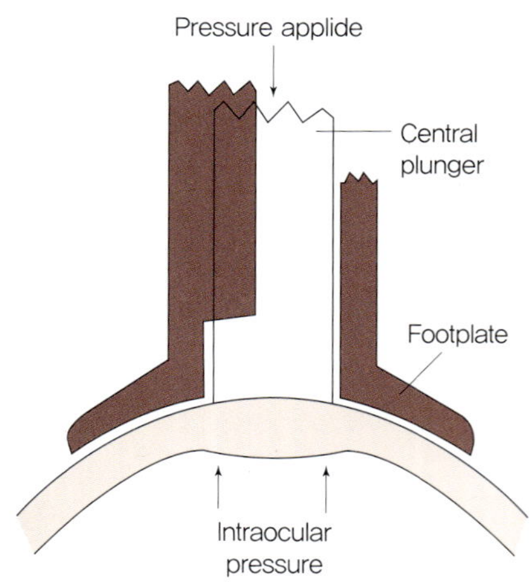

그림 5-14. 안압의 측정

안과검사학 실습보고서

학교명: 　　　　 학번: 　　　　 이름:

안과검사학 실습보고서

학교명: 학번: 이름:

Section

06

임상에서의 안과 검사

| 학습목표 |

1. 임상에서 시행되는 검사들에 대해 이해한다.

1. 기본 안과 검사의 종류

1) 시력검사

교정시력 상태(안경이나 콘텍트렌즈를 착용한 상태)에서 시력을 측정

2) 안압검사

안압계를 사용하여 눈알의 압력을 측정

3) 굴절검사

안구의 굴절률을 측정하여 근시, 원시, 난시 등의 굴절률을 측정

4) 안저검사

동공을 확대하여 백내장이나 망막 및 시신경 등을 관찰하는 검사

2. 특수 안과 검사의 종류

1) 전안부 검사

- 전안부 사진: 안구 앞쪽의 전면 및 횡단면을 관찰하는 검사
- 인공수정체 도수 측정 검사: 인공수정체의 굴절력을 측정하여 도수를 결정하는 검사
- 안축장 초음파 검사: 초음파를 이용하여 각막 중심에서 망막 중심까지의 길이를 측정하여 각막세포의 변성을 진단하는 검사. 백내장 수술 전에 꼭 필요한 검사
- 각막내피세포수 측정 검사: 각막내피세포의 수를 정밀하게 검사하여 모양과 수의 이상 상태를 확인하는 검사. 백내장 수술 전에 꼭 필요한 검사
- 안구광학단층 촬영 검사: OCT 장비를 이용하여 각막의 두께를 측정하여 전안부의 종합적인 측정을 가능케 하는 검사

2) 녹내장 검사

- 광학 단층촬영: OCT장비를 이용하여 시신경유두 및 신경섬유층에 대한 단층 이미지를 얻어 분석하여 녹내장의 조기진단 및 경과 관찰에 이용되는 검사
- 시야 검사: 눈으로 관찰하여 인지할 수 있는 범위와 감도를 측정하는 검사
- 시신경 유두 검사: 망막의 시신경 유두 부위의 모양과 넓이 등이 어떻게 변화했는지 이미지를 얻어 측정하는 검사

3) 망막 검사

- 망막전위도: 섬광에 의해 망막에서 유도된 전위를 기록하는 검사. 광수용체의 기능을 검사할 수 있다.
- 망막 단층촬영: 여러 층으로 구성된 망막을 단층 촬영하여 망막 변화 상태를 검사
- 안저촬영: 육안으로 나타나는 안저의 모습을 촬영하여 혈관의 형태학적 이상이나 다른 안저의 변화를 측정하는 검사
- 망막전위도 검사(ERG): 섬광 자극에 의해 발생하는 각막과 망막(황반부근) 사이의 전위 차이를 측정하여 망막의 기능을 측정하는 검사
- 눈전위도 검사(EOG): 안구의 움직임 시에 발생하는 각막과 안저 사이의 전위차를 측정하는 검사

4) 시신경 검사

- 시각유발전위 검사(VEP): 시각 자극에 대한 뇌의 전기적 반응을 측정하는 검사. 뇌로 향하는 시각 경로 상의 어느 곳에 문제가 발생하는지 확인할 수 있다.
- Lancaster red–green test: 복시와 사시 상태를 보는 검사
- Pupilometer: 동공의 크기 및 동공반사 등을 확인하여 동공과 관련된 질환을 진단하는 검사
- 안저촬영: 육안으로 나타나는 안저의 모습을 촬영하여 혈관의 형태학적 이상이나 다른 안저의 변화를 측정하는 검사
- 망막전위도 검사(ERG): 섬광 자극에 의해 발생하는 각막과 망막(황반부근) 사이의 전위 차이를 측정하여 망막의 기능을 측정하는 검사
- 색각검사: 색의 분별을 못하는지 측정하는 검사

안과검사학 실습보고서

학교명:　　　　　　　　　　학번:　　　　　　　　　　이름:

안과검사학

CHAPTER III

안과 검사 1

Section

07

시야 검사(visual field examination)

학습목표

1. 시야 검사의 목적과 영향을 주는 인자를 설명할 수 있다
2. 시야 검사의 종류를 설명하고 수행할 수 있다.
3. 시야 검사 결과를 해석할 수 있다.

1. 시야 검사 소개

1) 개요

시야는 눈을 움직이지 않은 채로 정면에 있는 한 점을 고정시켜 주시할 때, 동시에 볼 수 있는 물체들이 있는 공간의 범위를 의미하며, 시선을 고정시킨 후 시야의 범위, 감도까지 측정하는 것을 시야 검사라 한다.

시야 내에서 동등한 시력을 가진 점을 연결한 선을 등시감도선(이솝터, isopter)이라 한다. 정상인에서 이솝터는 비교적 일정한 크기와 모양을 형성한다. 그러나 시로를 침범하는 질환에서는 이솝터가 특징적인 변화나 비정상적인 모양을 보이게 된다. 그러므로 시야 내에서의 시력 변화, 즉 이솝터의 변화를 정확히 해석하면 그로 인해 해부학적 병변부위를 찾아낼 수 있다.

망막의 표면은 사진기의 필름과 같은 방법으로 시야 내의 각 물체에 대해 상을 맺는다. 즉, 망막은 시야 내의 반대 부위에 대해 상을 맺으며 시각신경을 따라 뒤통수엽(후두엽)의 시각겉질(시피질) 중추에 전달한다. 그러므로 시야의 어떤 결함이나 장애는 시로의 어떤 특정한 부위에 질환이나 장애가 있다는 것을 의미한다.

우리 눈에는 맹점(blind spot)이라는 생리적 암점이 존재하는데, 주시점에서 귀 방향으로 15도 정도 떨어진 곳에 위치하고 있다. 맹점은 시신경 유두에 해당되고 이 위치에는 시각세포가 없어 시각의 기능을 할 수 없다. 이 맹점 또한 검사의 신뢰도를 판별하는 지표로 이용되고 있다. 정상적 시야 범위는 귀쪽이 100도, 아래쪽이 70도, 코쪽이 60도, 위쪽이 60도이다.

시야 검사는 정신 생리학적 검사(psychophysical examination)의 특수한 형태이다. 이것은 유용한 기술과 장비에 대한 충분한 지식 및 장비의 특이한 물리적, 광학적 특성을 알고 있으면서 시야 검사의 임상적 응용과 시로의 해부학적 및 생리학적 지식을 요구하며, 검사에 대한 반응에 영향을 줄 수 있는 심리적 요인에 대한 지식도 요구된다. 또한 검사자의 생리적 요인과 검사환경에 따라 영향을 받을 수 있다. 나이가 많은 사람을 검사할 때는 충분한 시간과 인내를 필요로 하며 정확한 분석을 위해

반복 검사가 필요하다. 즉, 시야 검사는 검사자가 피검자의 검사를 지속적으로 모니터링하면서 정확한 검사가 될 수 있도록 유도할 수 있어야 한다.

2) 목적 및 대상

시야 검사의 목적은

첫째, 시야 내에 나타나는 결손부위를 찾아내고

둘째, 시력을 양적으로 측정하며

셋째, 이러한 것들을 이솝터의 정상-비정상 곡선으로 도식화하는 것이다.

시야 장애, 시력장애, 녹내장, 신경학적 이상, 시신경 이상 피검자, 뇌종양, 망막색소변성 피검자들에게 주로 시행된다. 특히 녹내장을 진단하고 경과를 관찰할 때 지표로 삼아 의료진이 치료방향 및 방법을 정하고 요법의 효능을 평가하는데 중요한 역할을 하고 있다. 또한 신경계 질환, 질환의 경과에 따른 모니터링을 돕는다. 또한 꾀병, 복시현상을 확인할 수 있다.

피검자에게 시간이 지난 후 같은 테스트를 반복 실시하고, 임상의는 질환의 진행 정도 및 치료 효과에 대해 자세히 이해할 수 있다.

3) 용어설명

① 주시(fixation): 피검자가 시야계의 중심부에 눈을 고정하는 것으로 주시점은 시야의 중심에 해당되는 부분을 뜻한다. 신뢰도에 영향을 주는 요인이기 때문에 검사설명 시 주시를 잘할 수 있도록 유도한다.

② 문턱값(threshold): 시야 내의 각 지점에서 구분할 수 있는 제일 약한 검사자극
- 문턱위자극(suprathreshold stimulus)-문턱값보다 강한 자극
- 문턱아래자극(infrathreshold stimulus)-문턱값보다 약한 자극

③ 등시감도선(isopter): 시야 내에서 같은 문턱값을 갖고 있는 부위를 연결한 선

④ 협착(contraction): 모든 자극에 대해 완전히 보이지 않는 시야 장애

⑤ 감도저하(depression): 예상되는 정상 감도보다 감도(sensitivity)가 더 많이 감소된 시야 장애

⑥ 암점(scotoma): 이솝터 내에서 완전히 보이지 않는 부분

⑦ 절대 장애(absolute defect): 최대한의 자극에 대해서도 반응하지 않는 시야 장애

⑧ 상대 장애(relative defect): 약한 자극에 대해서는 반응하지 않으나 강한 자극에 대해서는 반응하는 시야 장애

⑨ 중심 시야(central field): 주시점으로부터 30도 이내의 시야

⑩ 주변 시야(peripheral field): 30도에서부터 주변에 이르는 시야

⑪ 기복(fluctuation): 시야 측정 시 같은 곳의 감도 차이를 확인

⑫ 단기기복(Short-term fluctuation): 10개의 점에서 두 번씩 역치를 측정하고 일관성을 평가, 시야에 이상이 있는 경우 수치는 올라가고 이는 신뢰도에 영향을 준다.

4) 시야 검사에 영향을 주는 인자 및 변수

(1) 검사 환경

① 시표

시표는 흰색이며 원형으로 밝기와 크기에 의해 인지 정도가 정해진다. 시표의 크기와 밝기에 비례하여 망막으로 빛이 들어간다. 따라서 시표 밝기의 강도가 강하면 미세한 결손을 인지하지 못하고 밝기가 약하고 작으면 예상치 못한 결손으로 인지할 수 있다. 노출시간이 500 msec보다 짧은 경우 감도가 저하될 수 있다.

② 배경조명

망막의 역치는 배경조명에 따라서 변하게 되고 조명이 밝을수록 중심 시야의 경사를 증가시켜 시야 결손의 모양이 달라질 수 있다.

③ 검사자

검사자의 숙련도에 따라 각각 결과가 다르게 나타날 수 있고 피검자에게 부정확한 설명을 할 경우 원하는 데이터를 얻지 못할 수 있다.

④ 심리적 영향

수면시간 부족, 과도한 긴장, 불안, 숙련도, 식곤증, 실명에 대한 두려움 등이 영향을 준다.

(2) 피검자에 의한 변수

① 나이

나이가 증가할수록 감도는 감소한다. 보통 평균 감도는 10년마다 0.58~1.0 decibel (dB) 정도 감소한다. 나이가 증가하면서 자극에 대한 반응도 둔하고, 검사시간 동안 쉽게 지쳐 반복 검사에서 검사마다 변화가 많은 것이 특징이다. 또한 이 결과들은 상부 시야와 주변 시야에 나타난다. 특히 눈꺼풀 처짐 현상의 상부시야를 판독할 때, 이것이 질병에 의한 결손인지 눈꺼풀 처짐 현상으로 인한 것인지 판독에 혼돈을 줄 수 있다.

② 주시와 신뢰도

정확한 시야 결손의 정도를 알기 위해서는 피검자가 시야계의 한 가운데를 주시해야 한다.

주시가 안 될 경우 시야 결손이 이동하여 피검자 질병의 정도를 정확하게 알 수 없다. 자동 시야계는 주시 여부가 자동으로 기록되고 수동 시야계는 검사자가 검사하는 동안 지속적으로 모니터링하여 확인한다. 또한 자동 시야계는 주시상실, 가양성률, 가음성률 등이 신뢰도를 평가하는 척도로 이는 의료진의 피검자 데이터 분석 시 참고가 된다.

이외 검사 전 약물 복용상태, 피검자의 피로도, 질병, 검사에 대한 학습상태, 집중력 등이 신뢰도에 영향을 미치고, 피검자의 반복 검사 시 숙련도에 의해서 신뢰도를 높일 수 있다.

(3) 눈에 의한 변수

① 동공의 크기

동공의 크기는 3 mm보다 작을 때 시야의 전반적 감도 저하의 원인이 되고 중심 시야 및 주변 시야에 영향을 준다. 산동 시에도 흐려짐으로 인해 감도 저하를 가져올 수 있다.

② 눈의 투명도

백내장, 각막혼탁, 유리체 혼탁이 시야의 국소적 또는 전반적인 감도저하의 원인이 된다.

③ 굴절 상태

굴절의 변화는 중심 30도의 문턱값을 변화시킬 수 있다. 굴절이상은 원거리 시력교정이 필요하고 노안이 있을 경우 근거리 시력교정도 필요하다. 만약 굴절시표로부터 나온 빛이 망막에 정확히 초점을 맺지 않으면 굴절성 암점(refractive scotoma)이 생길 수 있다. 따라서 정확히 교정한 후 나이와 검사거리, 난시정도, 수정체의 유무에 따라 알맞은 교정을 한 후 검사를 시행한다.

2. 검사 방법

동적 시야 검사는 시야 결손 범위를 찾아내는 방법이고 정적 시야 검사는 시야 결손 부위의 감도 정도를 확인하는 방법이다.

1) 동적 시야 검사(kinetic perimetry)

시표의 크기와 강도를 일정하게 정한 후, 시표를 보이지 않는 곳에서 보이는 곳으로 이동하면서 최초로 발견된 곳을 표시하고, 같은 정도의 감도로 이어진 부분의 결과를 검사하는 방법으로 주된 목적은 시야 결손을 발견하는 것이다.

검사자의 숙련도에 따라 결과의 재현성에 차이가 난다.

시표의 주변부에서 중심부위로 보통 1초마다 3 내지 5도의 속도로 움직이면서 시표를 처음 감지하는 점을 찾는다. 이와 같은 방법으로 360도의 범위를 15도 간격으로 각 경선을 검사한다.

크기와 밝기가 다른 시표를 이용하여 검사를 반복하고, 암점 부위에서는 시표를 암점의 중심부에서 주변부로 움직이면서 8~16 방향의 경선을 검사하며 3종류의 시표로 검사한다(그림 7-1).

2) 정적 시야 검사(static perimetry)

시야 결손 부위의 감도를 평가하는 목적의 정적(static) 검사로 자극이 고정되어 있음을 의미한다. 어떤 일정한 부위에 일정한 크기의 시표를 이용하여 다양한 밝기 강도의 자극을 연속해서 주어 감도의 역치를 찾아내는 방법이다. 암점의 감도변화를 통해 암점의 자세한 검사로 유용하다. 또한 동적 시야 검사는 주변 시야 측정에서 높은 감도가 나타나고 정적 시야 검사는 중심 시야 측정에서 높은 감도를 나타낸다. 가장 많이 쓰이는 장비는 humphrey와 octopus가 가장 많이 쓰이고 있다(그림 7-2).

3) 수동 시야 검사

(1) Goldmann 주변 시야계 검사

중심 시야 및 주변 시야 모두를 검사할 수 있고, 시야의 전체상을 파악하는 데 동적 시야 검사가 유용하다. 골드만 시야계는 반경 300 mm의 반구형 면을 가진 흰색배경의 장비로 시표의 크기, 강도, 배경 밝기를 조절하여 피검자의 시야 결손 상태를 파악한다. 또한 동적, 정적 검사 모두 가능한 Armaly-dance법 사용으로 조기에 녹내장을 선별한다.

검사 시 검사자는 망원경을 통해 검사의 오류를 일으킬 수 있는 피검자의 주시점에 대한 시선고정, 무의식 중 일어나는 눈의 움직임을 직접 보고 검사하여 오류를 줄일 수 있다.

검사에 영향을 미칠 수 있는 요인으로는 검사자의 숙련도가 재현성에 영향을 주고, 중심 시야는 시력교정을 통해 검사할 수 있도록 한다. 또한 피검자의 이해를 위해 조금 더 시력이 잘 나오는 눈에서 먼저 검사를 시행하도록 한다.

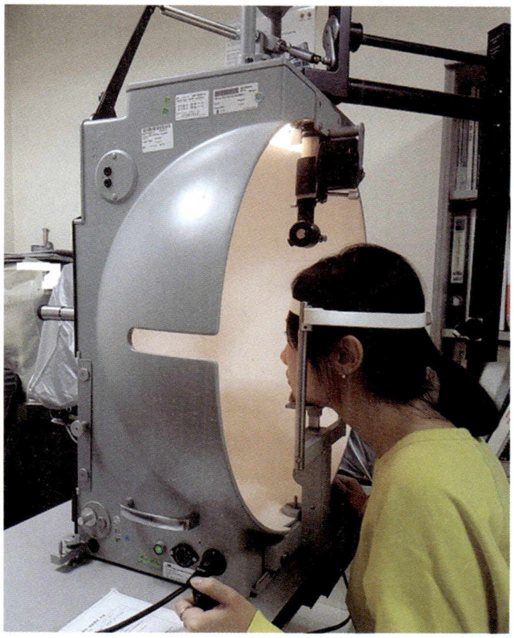

그림 7-1. 골드만 검사

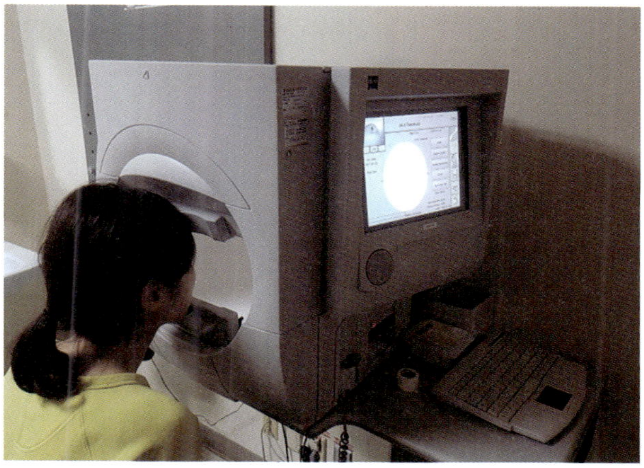

그림 7-2. 험프리 검사

① 검사방법

가. 시야계의 내면은 항상 청결하게 유지하고 턱받이 및 이마접촉 부위는 알코올 스왑(swab)으로 닦아 준다(감염을 통한 결막염 차단)(그림 7-3).

나. 기록지를 넣고 시표의 크기와 밝기 및 배경 밝기를 조정하고 30도 이내의 중심 시야는 굴절 교정을 해서 검사하고 검사하지 않는 눈에 대해 안대로 불빛이 들어가지 않도록 확실하게 차폐시킨다.

다. 암실환경에서 피검자를 시야 검사계에 위치시키고 턱 높이와 이마를 접촉시킨 후, 망원경을 통해 동공이 시야의 중심에 오도록 조절 레버를 통해 일직선이 되도록 한다.

라. 피검자의 이해를 돕기 위해 검사에 대해서 설명하고 적응할 수 있도록 적응시간을 갖는다.

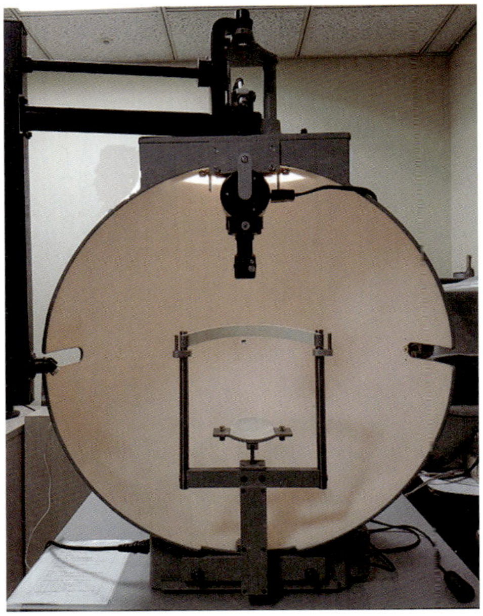

그림 7-3. 정돈된 골드만 시야계

마. 시표

• 크기: 0, I, II, III, IV, V(V가 가장 크다)

• 밝기: 1, 2, 3, 4(5 dB씩 증가, 4가 가장 밝다) 또는 a, b, c, d, e(1 dB씩 증가, e가 가장 밝다)

크기와 밝기가 조절된 시표를 밝히는 장치를 누르면 시표가 켜지고, 떼면 꺼지도록 맞춰 놓고 사용한다. 검사시작 시 시표의 크기와 밝기를 정하고 시행한다.

바. 적정한 검사방법은 30~45도 간격으로 측정을 하고 시표의 이동속도를 주변에서 중심으로 갈수록 속도를 줄인다.

사. 환자는 시표 인지 시 버튼으로 신호를 보내는데 신호를 확인하는 지점들을 표시하고 점과 점을 연결하여 등시감도선(이솝터)을 나타낸다.

아. 시야 검사가 완료되면 다음 사항을 기재한다(그림 7-4, 7-5).

• 피검자의 성명
• 검사 연월일
• 동공의 크기
• 사용된 시표 종류
• 왼눈(좌안), 오른눈(우안)
• 시력
• 교정 렌즈 도수
• 검사자 성명
• 협조도

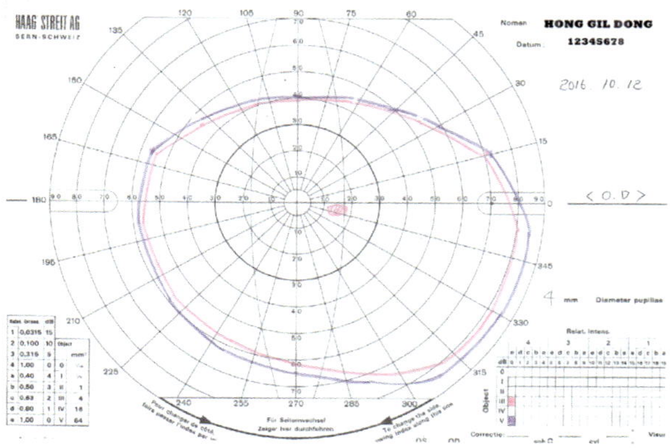

그림 7-4. perimetry 검사 정상 결과

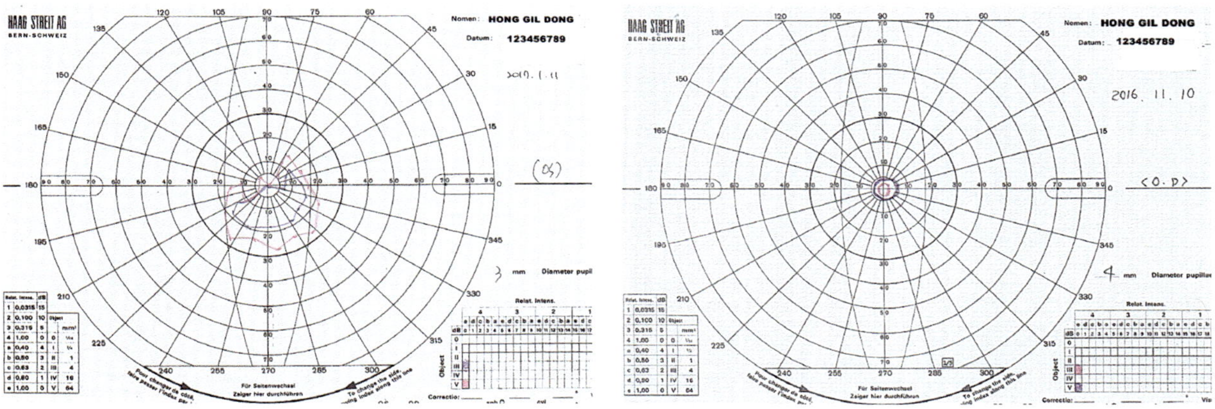

그림 7-5. perimetry 결과지
망막색소상피변성증 장애진단 검사(좌), 녹내장에 의한 시야 결손(우)

4) 자동 시야 검사

(1) 험프리 자동 시야계 검사방법

대표적인 자동 시야계는 humphrey가 있다. 녹내장을 위한 대표적인 검사로 정적 검사이며 컴퓨터의 정해진 프로그램에 의해 피검자의 반응을 자동으로 기록하고 시표 밝기의 차이를 이용해 감도를 측정할 수 있다. 수동 시야 검사와는 달리 아주 작은 암점도 나타내고 피검자 본인에 대한 데이터를 통해 환경에 맞는 검사를 시행하고, 그 피검자에 맞게 데이터를 해석하여 검사결과의 정확도와 재현성이 좋다(그림 7-2, 7-6).

① 검사 전략(Testing strategies)

가. 문턱위자극 정적 시야 측정(suprathreshold static perimetry)

예상되는 문턱값(threshold)보다 약간 밝은 자극을 주어 반응을 측정하는 법으로, 스크리닝 검사로 의미만 있으며 암점에 대한 깊이를 알기는 어렵고, 검사시간은 짧다.

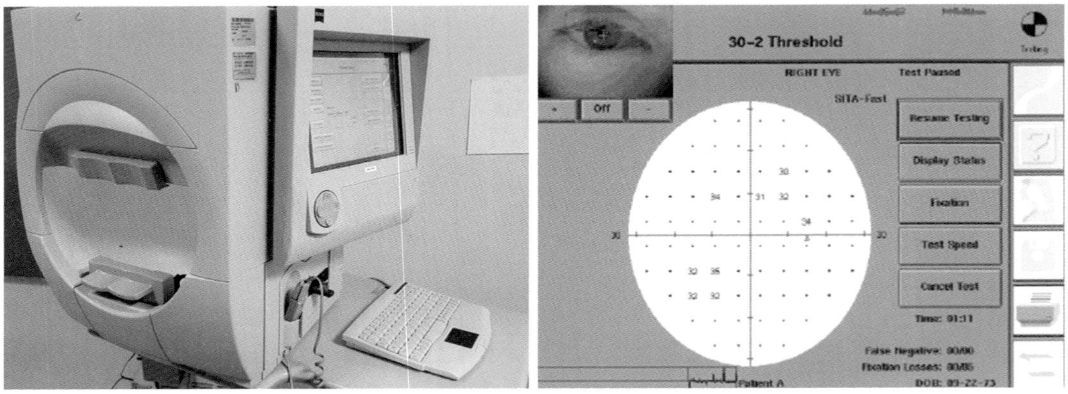

그림 7-6. Humphrey 장비와 검사 화면

나. 문턱값 정적 시야 측정(threshold static perimetry)

최초 정상적인 문턱값 이상의 자극을 주고 빛의 밝기를 조절하여 피검자의 문턱값 구간을 파악하는 방법으로 humphrey의 경우 central 30–2, 24–2로 측정을 하고 중심 시야 상태를 파악하기 위해 central 10–2로 검사한다.

가) full threshold: 각 부위에서 예상되는 문턱값보다 밝은 자극을 주어서 피검자가 보는 경우에는 점점 어두운 자극으로 피검자가 보지 못하는 지점을 찾고 다시 밝은 자극으로 검사하여 각 부위의 문턱값을 찾아내는 방법이다. 2번 교차하여 검사하기 때문에 검사시간이 오래 걸리고 이에 따라 피검자의 집중도가 떨어져 피곤함을 느끼고, 감도의 저하를 초래할 수 있고, 전체적으로 신뢰도를 떨어뜨릴 수 있다. 검사시간은 15분 정도 진행하며 예전에 많이 사용하던 녹내장 검사법이다.

나) SITA (Swedish interactive threshold algorithm): 시야의 측정은 녹내장 및 안질환 관리에 중요한 역할을 한다. 하지만 full threshold같이 검사시간이 오래 걸리면 검사자, 피검자 모두 지치기 때문에 SITA 테스트 방식으로 검사하면 신뢰도를 높일 수 있다. 최근 가장 많이 이용하는 검사 방법으로 정확도는 그대로 유지하면서 피검자의 나이, 정상 데이터, 환자의 반응 등 정브를 통해 이미 문턱값에 매우 근접한 각 지점으로부터 자극을 시작함으로써 문턱값을 찾는 동안 점차로 밝은 자극을 주거나 어둡게 하는 기존의 방식을 피하고, 피검자의 검사상태를 분석하여 속도를 조절할 수 있으며, 충분한 정보가 확보되면 검사를 마치고 예상 값을 벗어난 경우 반복적으로 검사한다. 기존의 테스트 알고리즘을 사용하는 경우와 비교해 절반의 시간으로 시야 정보를 얻는다(그림 7-7).

② 특징

가. 장비의 통계 프로그램 분석을 통해 나이, 정상 및 비정상 테스트의 세부적 특성, 테스트 종류에 따른 지금까지의 피검자 반응을 포함한다.

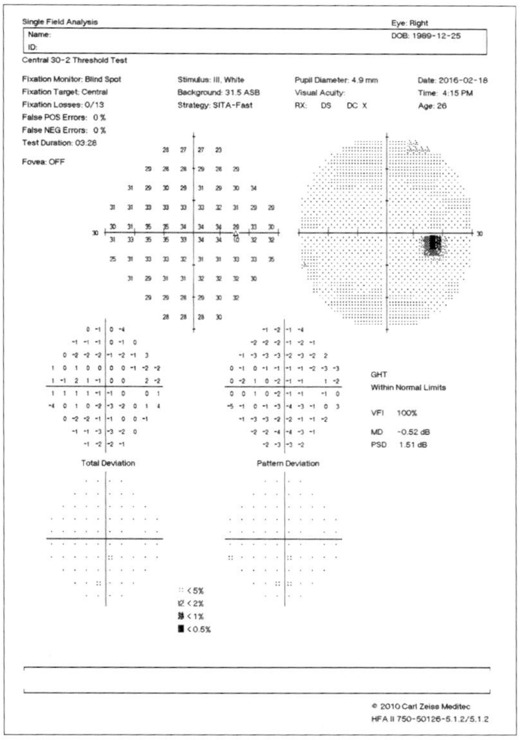

Central 30-2 (sita-fast 모드)

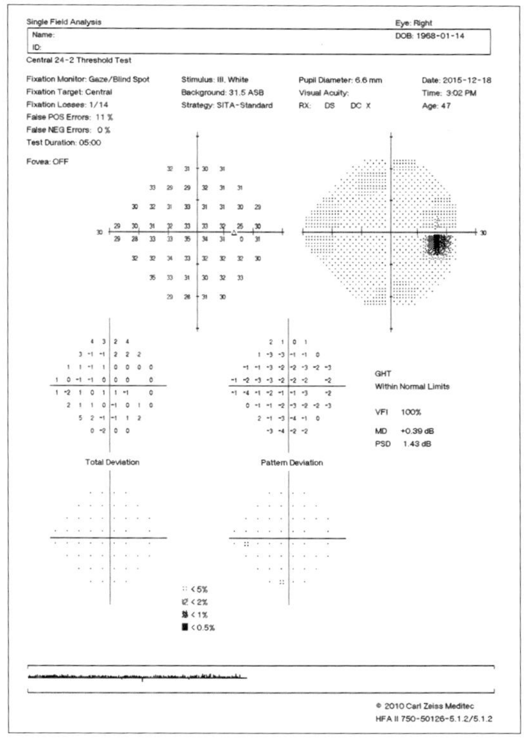

Central 24-2 (sita-standard 모드)

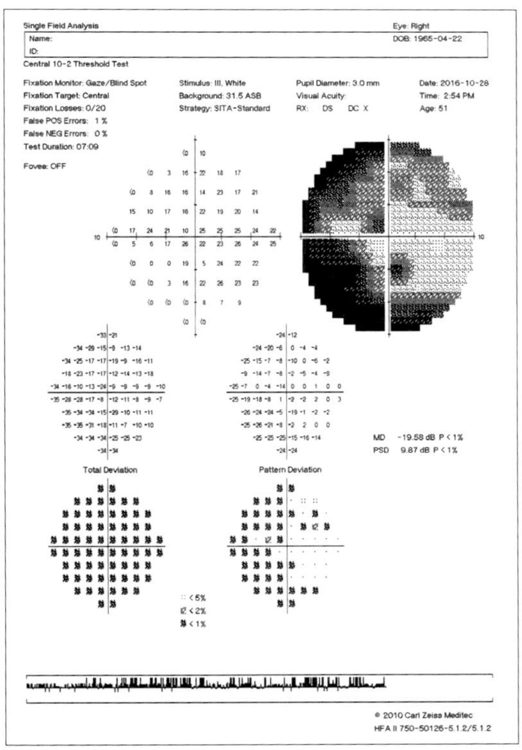

Central 10-2 (sita-standard 모드)

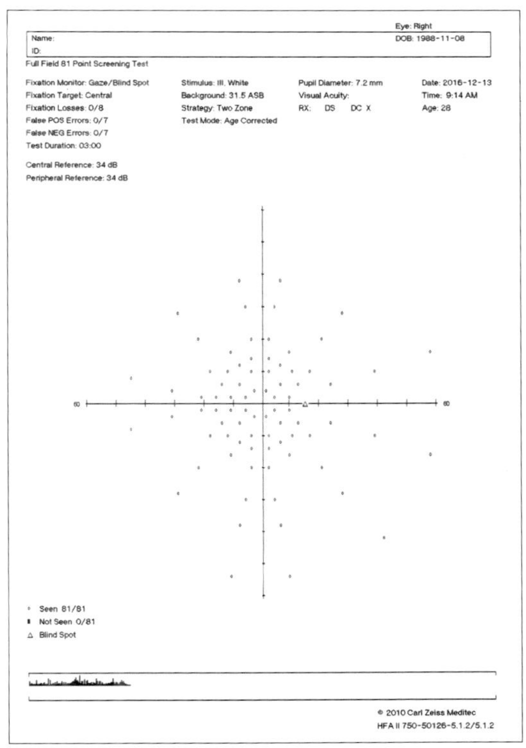

Full field 81 point screening test

그림 7-7. Humphrey 장비와 검사 화면

나. 피검자 각 개인의 검사 속도에 맞추어 검사한다.

다. 검사에 대한 정보를 충분히 습득한 후 언제 검사를 종료해야 할지 계산한다.

라. 검사 완료 시점에 모든 문턱값을 다시 계산한다.

마. 표준검사(standard)는 최근 녹내장에 따른 시야 결손 검사에 가장 많이 이용되며 검사시간이 약 50% 줄어 들었고, 시간단축 검사(fast)는 그 이상이 줄어든 검사이며, 검사 중 측정되는 역치의 변동이 커서 표준검사(standard)에 비해 재현성이 떨어진다.

바. 단파 자동 시야 측정(short wavelength automated perimetry, SWAP): 청색-노란색 시야 측정 방법으로 녹내장 변화를 조기 감지하는 데 큰 효과를 나타낸다. 노란색 빛을 배경조명으로 사용하기 때문에 기존 백색-백색 시야 측정과는 다르고 청색광을 자극으로 사용한다(그림 7-9. SWAP 참고).

③ 험프리 방법

가. 바탕화면에서 시야의 종류를 선택한 후 피검자의 등록번호, 이름, 성별, 생년월일, 굴절검사 데이터 등 피검자의 기본 정보를 입력한다.

나. 연령 및 피검자의 굴절 검사에 맞는 시력교정 렌즈를 장착한다(표 7-1).

표 7-1. 나이에 따른 렌즈보정 도수

나이	렌즈 보정
29세 이하	무보정
30 ~ 39	+1.00
40 ~ 44	+1.50
45 ~ 49	+2.00
50 ~ 54	+2.50
55 ~ 59	+3.00
60세 이상	+3.50

다. 피검자에게 검사숙지 사항을 설명한다.

가) 정면에 있는 주시점을 검사하는 동안 주시할 것

나) 눈꺼풀로 시야의 결손이 생긴 것처럼 보이지 않게 눈을 충분히 크게 뜰 것

다) 시야계에서 나오는 자극을 따라다니거나 그 자극을 찾지 않을 것

라) 눈을 오래 뜨고 있으면 쉽게 피로해지고 건조현상이 오기 때문에 눈을 깜빡이면서 검사할 것

마) 불빛이 반짝이면 버튼을 누를 것

라. 검사하지 않는 눈을 가리고 턱받침과 이마대에 얼굴을 위치시킨 후 교정 렌즈 위치를 맞추어 준다. 모니터로는 중앙에 동공이 오도록 위치시키고, 주시여부를 확인하면서 검사를 진행한다.

마. 반대쪽도 시행 후 검사를 종료한다.

④ 신뢰도

가. 주시 손실(fixation loss)

생리적 맹점이 있다고 추측되는 위치에 자극의 5%를 투사해 적절한 주시를 확인한다. 피검자가 맹점확인 자극을 보았다고 표시하는 경우에만 주시손실을 기록한다. 이 점수가 높을 경우 맹점의 위치가 잘못 잡혔음을 의미하며, 주시손실이 20% 이상인 경우 XX 표시가 나타난다.

나. 검사 시간

시야 장애가 있으면 자극의 수는 많아진다. 즉, 자극에 대한 반응이 일관되지 않는 경우 자극의 수가 많아지고 그 만큼 검사시간이 길어지게 된다.

다. 가양성(false positive) 오류

피검자가 자극이 전혀 나오지 않은 시험에 반응하거나, 일반 반응 속도보다 빨리 반응하는 경우에 나타난다. 검사 종료 후 가양성 오류가 15% 이상 나오는 경우 경고 표시가 들어온다. 또한 너무 많이 누를 경우 문턱값 결과가 높아지며, 40 db 이상은 피검자의 과민결과를 나타낸다.

라. 가음성(false negative) 오류

자극이 반복되고 이미 검사한 역치보다 더 밝게 보이는 경우의 자극에 반응하지 않는 상태로, 피곤하거나 집중도가 떨어져 있다고 판단할 수 있고 신뢰할 수 있는 피검자에게서도 나타나기도 한다 (표 7-2, 그림 7-8).

표 7-2. 신뢰도 기준 목록표

Total question	≥ 400
fixation loss	≥ 20%
false-positive responses	≥ 33%
false-negative responses	≥ 33%
short-term fluctuation	≥ 4.0 dB
3개 이상인 경우 신뢰도가 ↓	

⑤ 결과지 해석

가. 환자 정보 및 검사 프로그램: 환자의 정보와 검사종류가 표시되고 감도에 참고되는 동공 사이즈, 자극색, 교정 렌즈의 값을 보여준다.

나. 신뢰도 확인: 검사의 신뢰도를 나타내고 주시상실, 가양성, 가음성에 대한 빈도 및 비율을 표시한다. 기준은 **표 7-2**에서 3개 이상인 경우, 검사시간이 오래 걸릴수록 신뢰도가 하락한다.

다. 수치(Numeric), 회색조(Gray scale): 수치(numeric)는 각 점에 반응하는 감도(dB)를 나타내고,

40 dB이 넘는 경우 많이 인지하는 상태로 다시 검사를 시작하도록 한다. 회색조의 그림은 감도를 색의 차이로 나타내고 인지를 못할 경우 검은색으로 나타난다.

라. 편차(Total deviation): 두 그림의 위쪽 부분에 있는 수치는 시야검사 결과 후 피검자의 결과와 같은 연령의 평균적 데이터와 비교하여 정상수치와의 차이를 나타낸다. 아래그림은 위의 편차들을 색으로 나타내고 그림이 검은색으로 될수록 시야의 이상을 나타낸다.

마. 패턴 편차(Pattern deviation): 편차는 dB 단위로 표시되는 그림으로 총 편차와 달리 백내장, 작은 동공 등으로 인해 생긴 변화를 감안하여 결과를 분석하고 국소적 맹점에 더 민감하도록 보정한다.

바. 녹내장 반시야 테스트(Glaucoma hemifield test, GHT): 녹내장에서 나타날 수 있는 전형적인 패턴을 발생시키는 국소적 시야손상을 식별하는 것으로 측정된 상부시야의 5개 구역을 평가하여 관련된 하부시야를 비교하여 결과를 표시한다.

- within normal limits: 정상

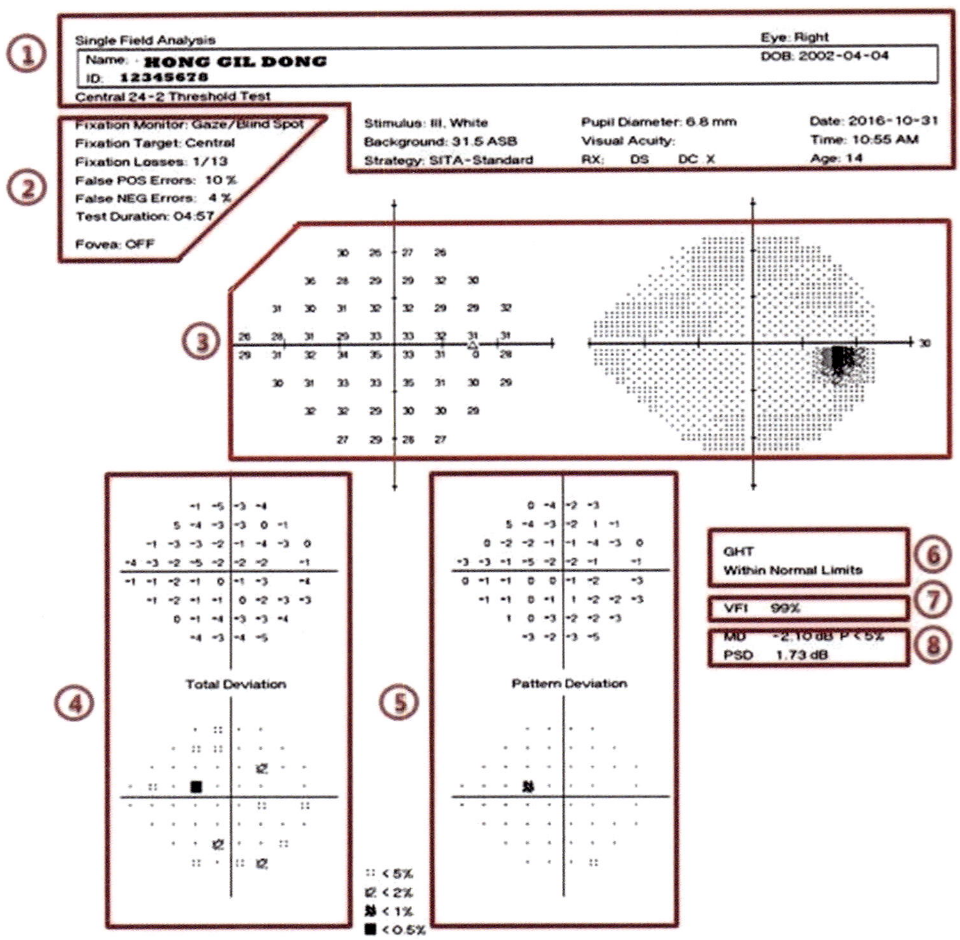

그림 7-8. 시야 검사 결과지의 해석

- outside normal limits: 비교 후 민감도가 정상 한도를 벗어난 경우
- borderline: 비교 후 정상의 데이터들과의 경계치를 나타낸다.
- general reduction of sensitivity: 시야의 결손 정도가 피검자의 연령대에서 정상의 0.5%보다 낮은 경우 전반적인 민감도 감소라고 표시된다.
- abnormally high sensitivity: 비정상적으로 감도가 높게 나온 경우 비정상 높은 민감도라고 표시된다.

사. 시야지수(Visual Field Index, VFI): 정상의 데이터와 비교했을 때 환자의 전반적인 시각적 기능에 대한 측정치를 나타낸다.

아. 평균 편차(Mean Deviation, MD), 패턴 표준 편차(Pattern Standard Deviation, PSD): MD는 피검자의 측정 시야와 정상 데이터를 비교하여 평균 결손을 나타내는데, 편차가 정상을 벗어날 경우 P값이 주어진다. PSD의 경우 정상 데이터 비교 시에 피검자의 측정된 시야와의 형태적 차이를 나타내는 정도이다.

※ 좋은 영상을 위한 도움말

시야 검사는 피검자의 협조 정도가 검사결과에 반영되기 때문에 충분한 설명과 지속적인 모니터링을 통해 검사상태를 확인한다.

- 피검자의 이해를 돕기 위해 시력이 더 좋은 눈으로 먼저 시작하고 피검자는 불빛을 찾기 위해 눈을 깜빡거리지 않고 집중상태일 경우 눈의 건조함과 피로감으로 인해 재현성을 떨어뜨릴 수 있기 때문에 깜빡임을 허용하여 자유롭게 검사하도록 유도한다.
- 검사 중 피로를 느낄 시 스위치를 길게 누르면 정지할 수 있어 쉬었다 진행할 수 있다.

※ 검사 시 주의 사항

① 피검자의 눈꺼풀로 인해 상측 시야의 상태가 결손되어 나타날 수 있기 때문에 테이프로 고정 후 검사를 시행한다.
② 최초 등시감도선 검사 후 다음 등시감도선 검사 시 측정하지 않은 부분을 측정하여 검사공백이 없도록 한다(동적 검사 시).

임상노트

녹내장(Glaucoma)

시야 검사를 통해 알고자 하는 대부분의 정보는 녹내장의 정도를 확인하는 것이다. 녹내장이란 보통 안압상승과 외적요인을 통해 시신경이상과 시야 결손의 특징을 나타낸다. 안압은 눈의 압력으로 안구의 형태를 유지하고 홍채와 맥락막을 연결하고 있는 직삼각형의 조직인 모양체에서 생산되는 방수의 생산과 전안부 쪽으로 방수액이 빠져나가는 저항에 의해 결정된다. 방수란 전안부에 있는 무혈관 조직인 각막과 수정체에 영양을 공급하고 대사물질을 제거하는 기능을 갖고 있다. 이 안압의 상승은 방수유출의 저항이 증가되어 배출 및 생산의 문제를 초래한다.

녹내장의 종류에는 개방각 녹내장, 폐쇄각 녹내장 등이 있고, 각각 안압이 정상인 경우(10~21 mmHg)에도 녹내장 증상이 나타나거나. 안압이 높지만 증상이 나타나지 않을 경우에도 안압이 위험인자이기 때문에 예의 주시해야 한다.

한 번 손상된 시신경은 회복되지 않고 증상을 잘 느끼지 못한다. 시야가 줄어 들어 실명할 수 있기 때문에 조기 발견하여 안압을 떨어뜨리는 약물치료 및 수술을 통해 진행을 늦춘다.

5) 결과지 판독(그림 7-9)

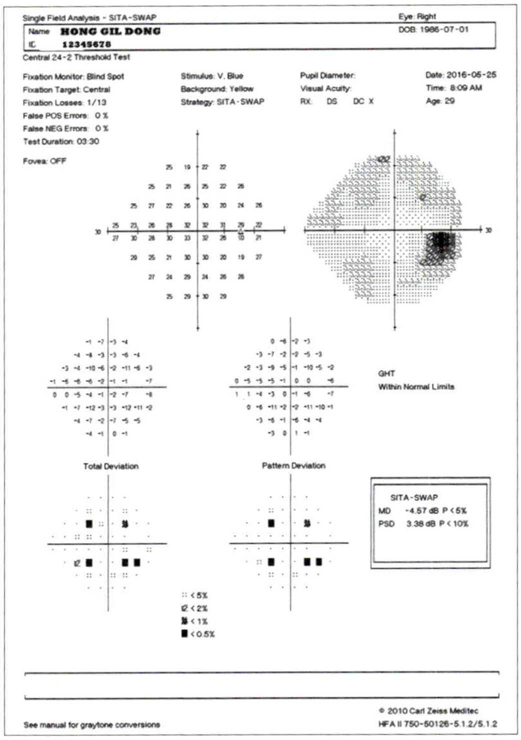

SWAP 결과

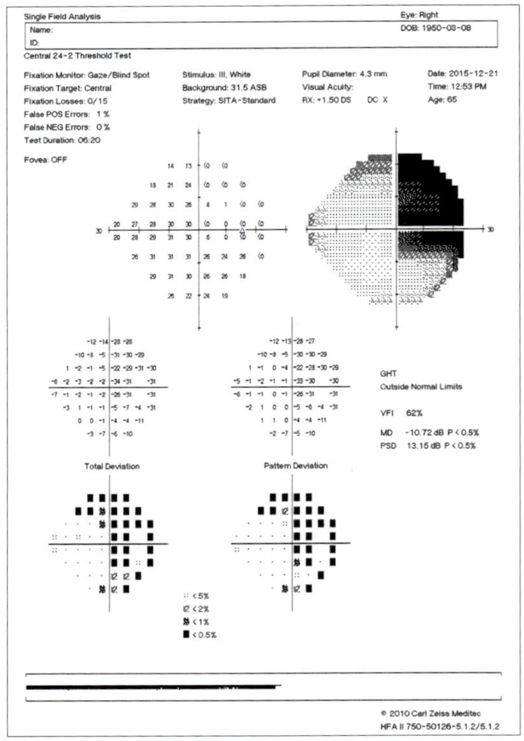

귀쪽 부채꼴 모양 암점

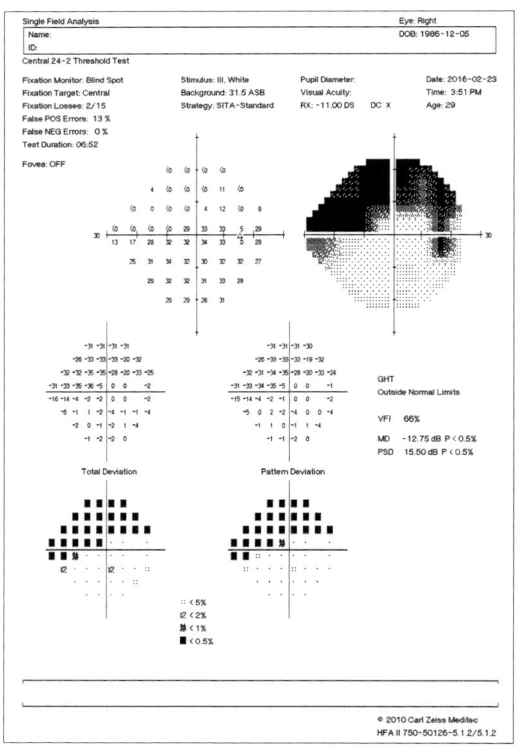

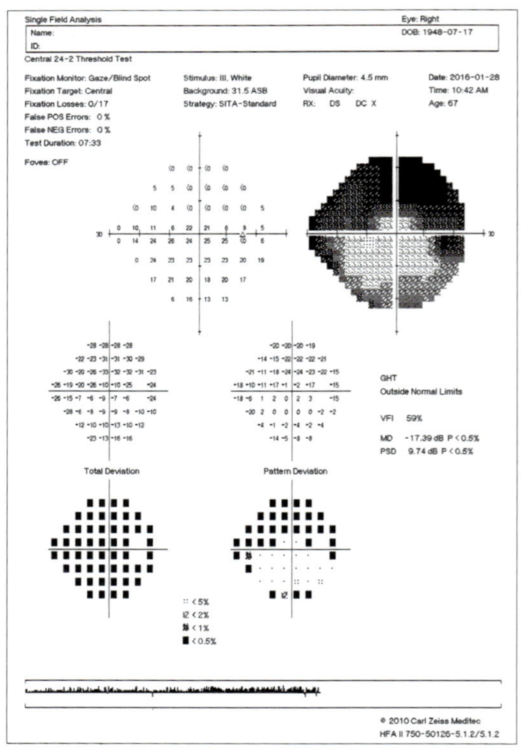

활모양 암점

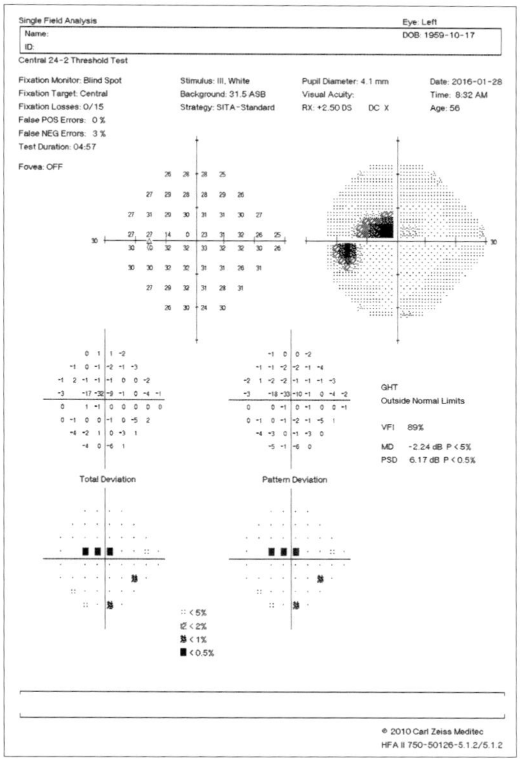

중심부근 암점

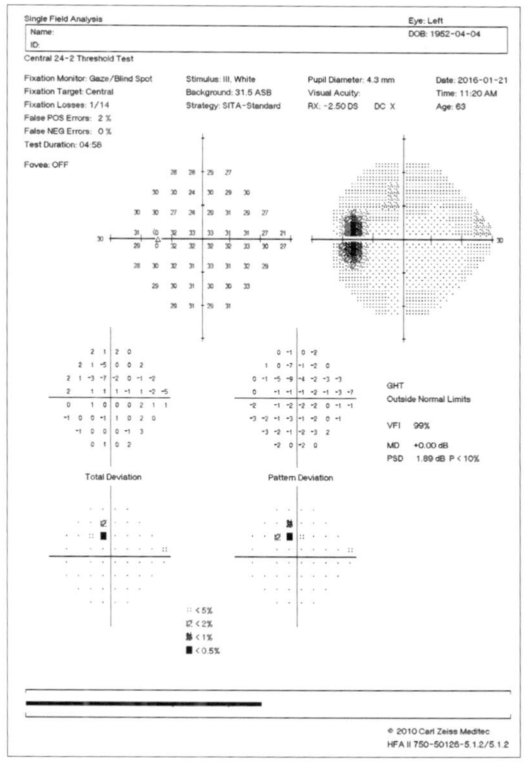

맹점 확대

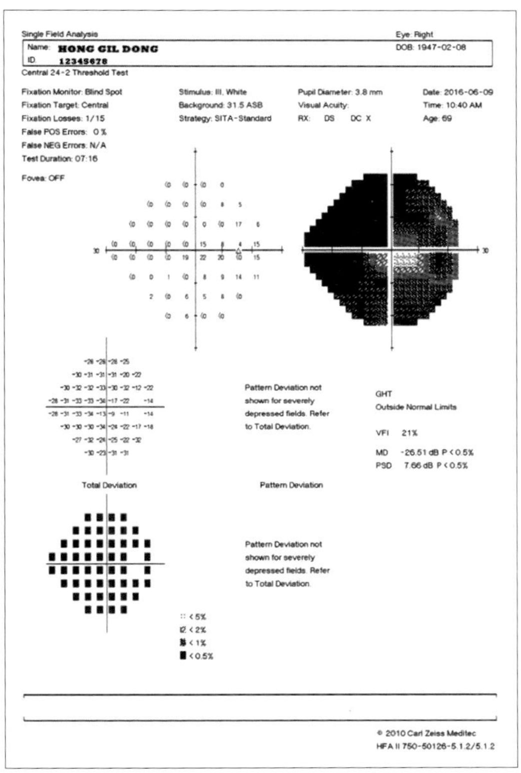

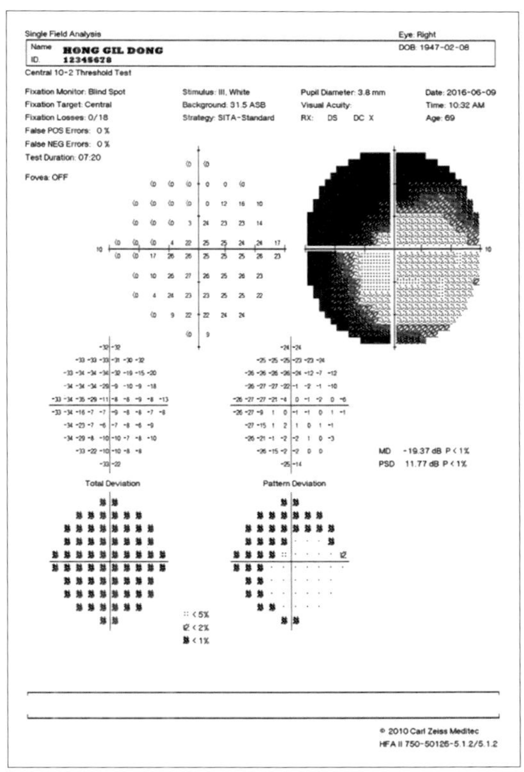

녹내장성 시야 결손(좌: central 24-2, 우: central 10-2)

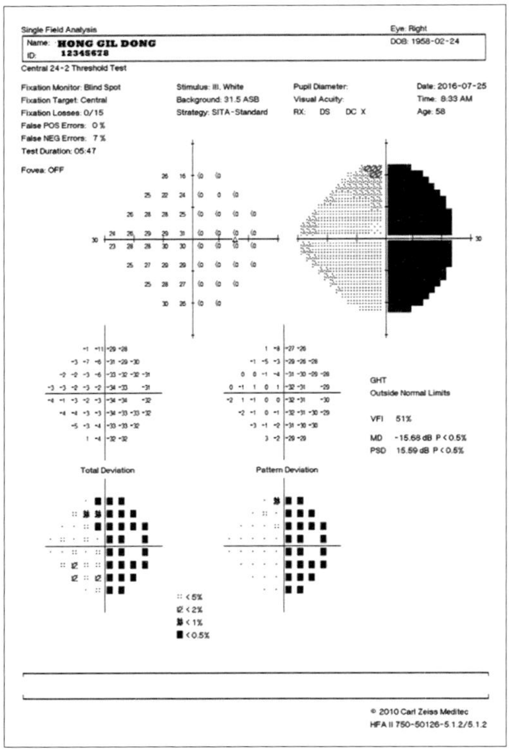

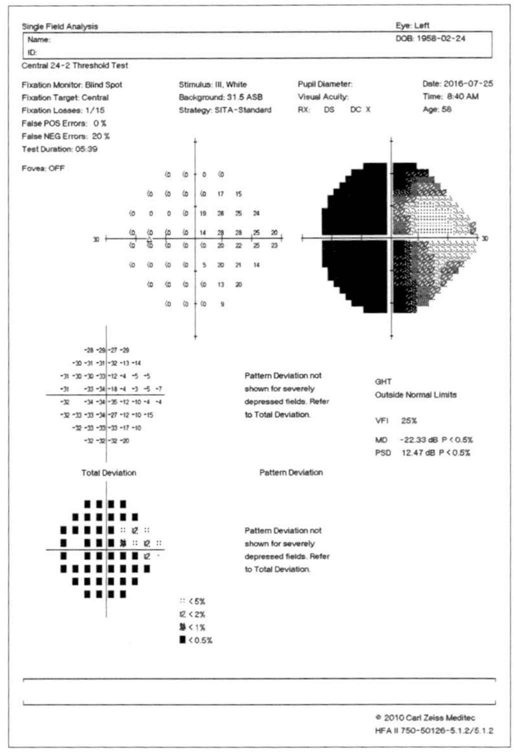

두개인두종으로 인한 시야 결손

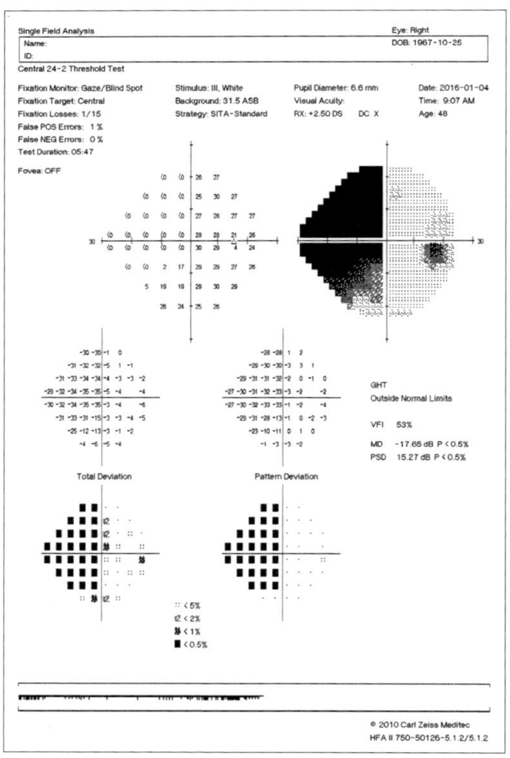

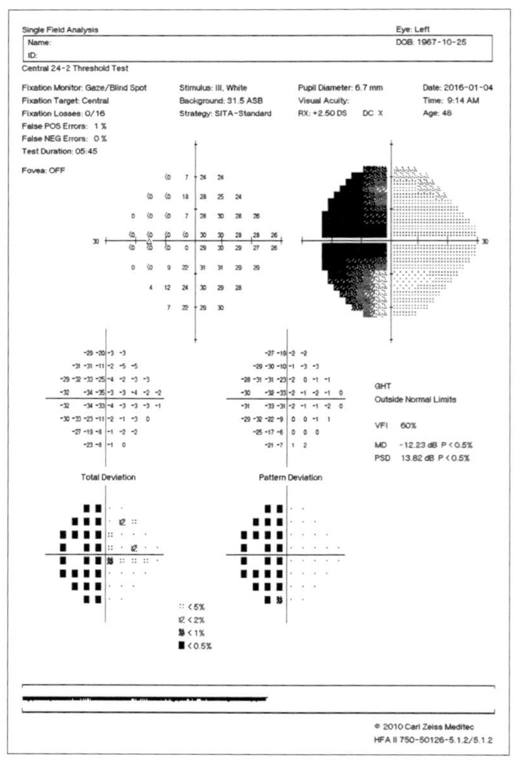

뇌동정맥 기형 피검자의 같은 쪽 반맹: 양쪽 눈 모두 반쪽 시야 유지

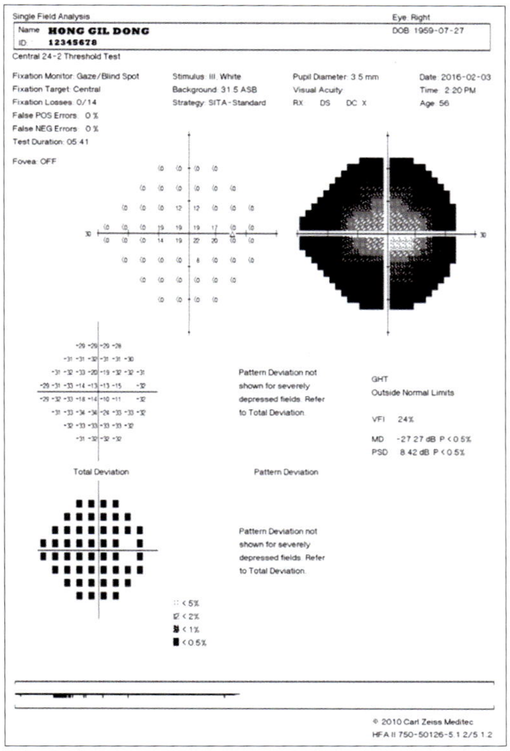
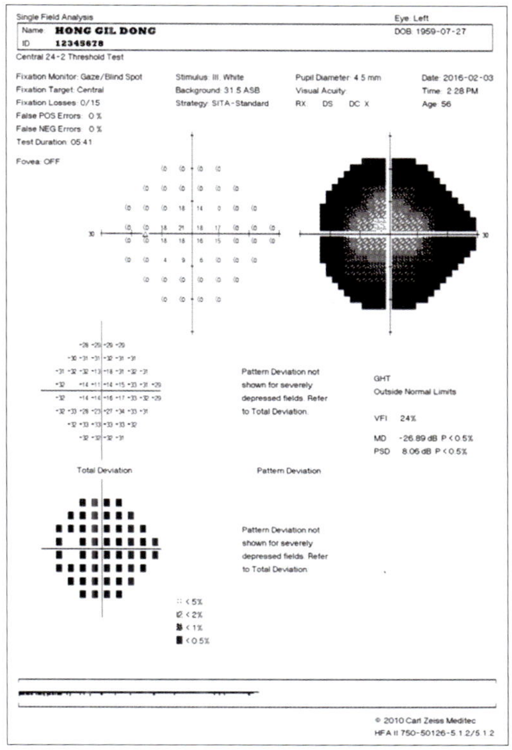

망막색소상피변성증(좌: 오른쪽 눈, 우: 왼쪽 눈 중심부 시야만 남아 있는 터널 시야 증상)

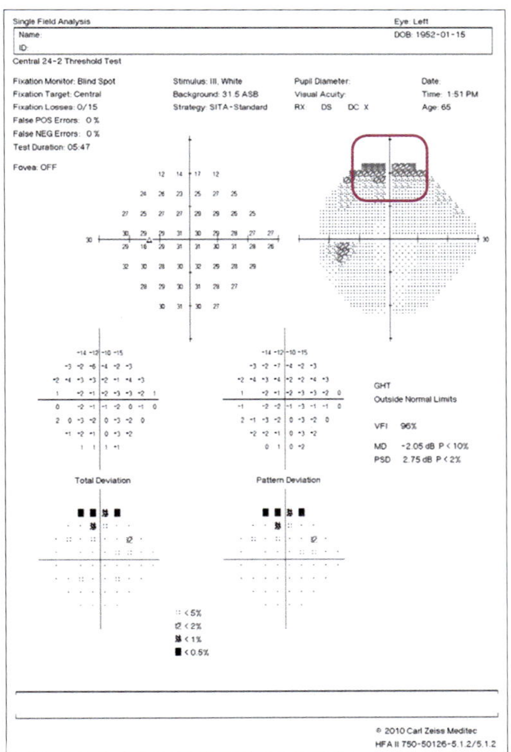
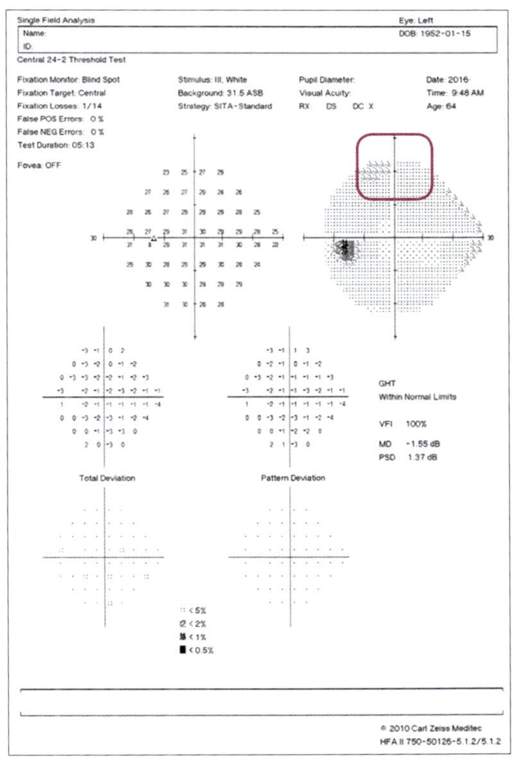

눈꺼풀로 인한 시야 장애 오류(좌: 상측 시야 가려짐, 우: 교정 후 발견되지 않음)

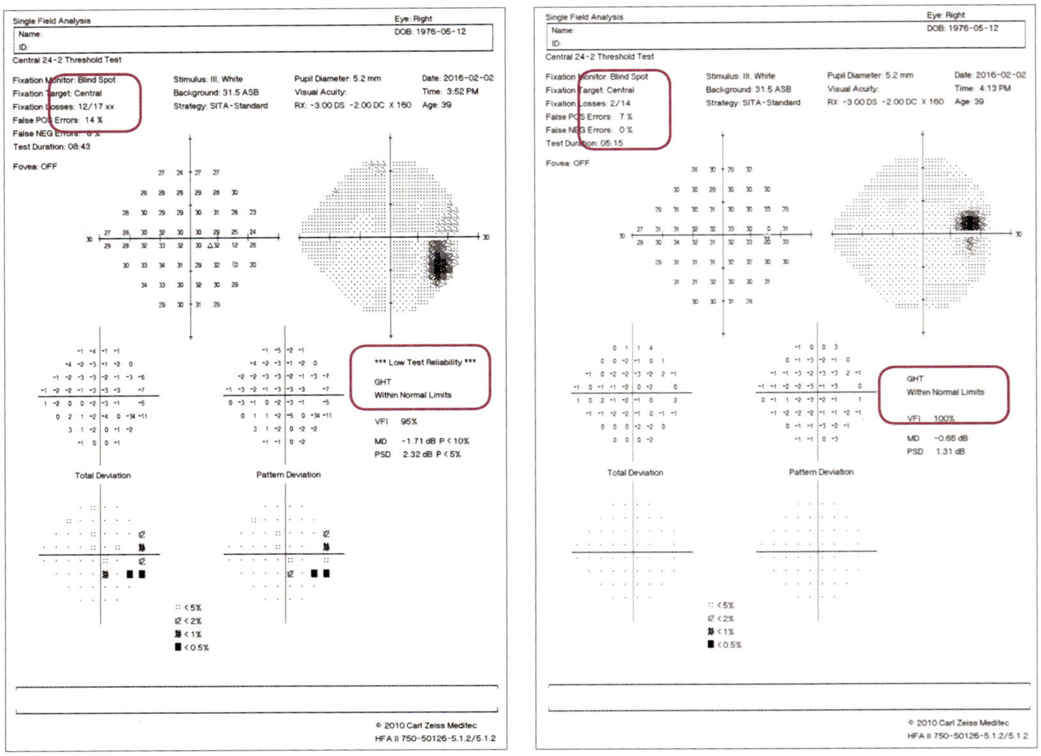

검사방법의 이해-학습에 의해 검사에 영향을 줄 수 있다.
(좌: 최초 검사 시 신뢰할 수 없다, 우: 학습 후 검사 시 신뢰할 수 있는 검사)

그림 7-9. humphrey 검사 결과 판독 및 실례

안과검사학 실습보고서

학교명: 학번: 이름:

안과검사학 실습보고서

학교명: 학번: 이름:

Section

08 안저검사(Fundus Examination)

학습목표

1. 안저검사를 설명하고 수행할 수 있다.
2. 안저검사 결과를 해석할 수 있다.

1. 직상, 도상 검안경 검사(direct, Indirect ophthalmoscope)

안저검사는 동공을 통해 눈 안을 들여다보는 방법으로 검사한다. 안저에는 망막과 시신경유두, 황반, 맥락막 등이 존재하므로 이들을 관찰하여 이상 유무를 판정하는 검사를 안저검사라 한다. 검사를 시행할 때 동공이 작거나 동공이 확대하지 않은 상태로 검사를 하면 안저의 정중앙인 황반 근처의 좁은 부위만을 관찰 가능하게 되므로 동공확대제를 점안하여 동공을 확대시킨(산동) 뒤 수행한다. 검사는 그림 8-1에서 설명하듯이 검안경(funduscope)을 통해 황반부위를 중심으로 안저 전체를 관찰하여 이상 유무를 판단한다.

검안경에는 직립상검안경(direct ophthalmoscope)과 도립상검안경(Indirect ophthalmoscope)이 있다. 그림 8-2에서 보듯 직립상검안경은 검안경 자체를 눈에 대고 관찰을 하는 방식이다.

도립상검안경의 경우 검사자가 머리에 관찰 장비를 착용하고 관찰한다(그림 8-3). 그림 8-4에서 보이는 것처럼 검사 시 피검자의 눈 쪽에 집광렌즈(condensing lens)를 위치하여 검사자가 작용한 빛이 피검자의 눈에 정확히 모여 들어가도록 한다.

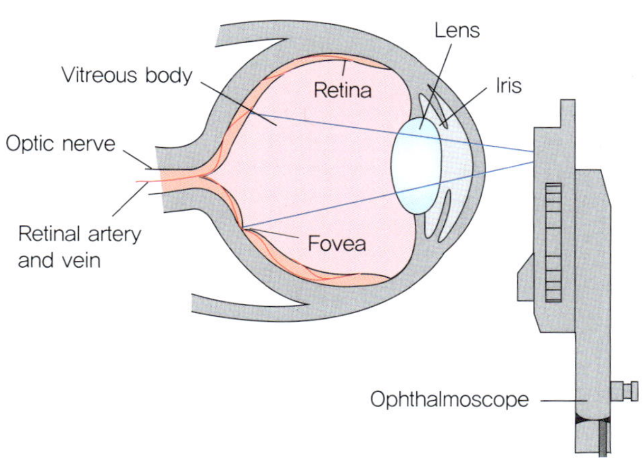

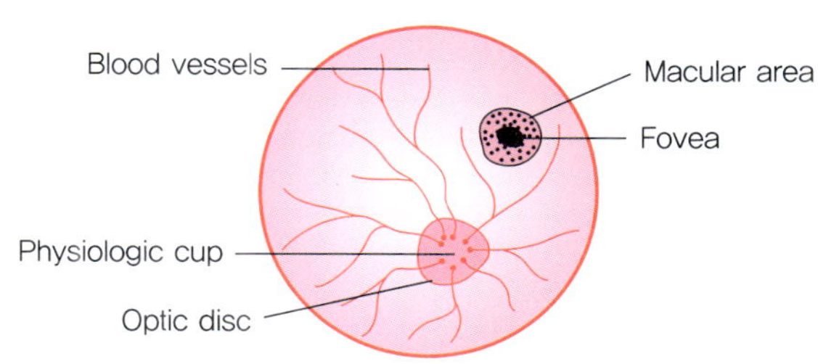

그림 8-1. 검안경으로 관찰되는 부위

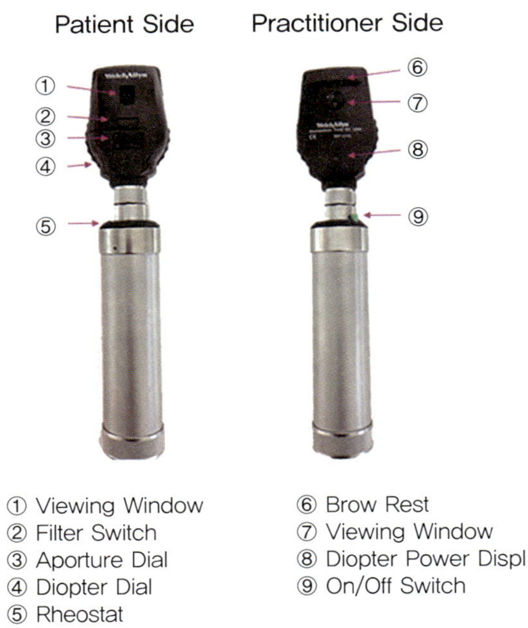

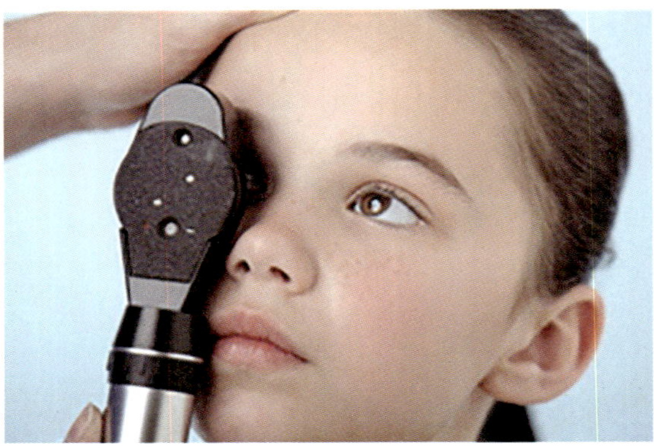

그림 8-2. 직상검안경(Direct Ophthalmoscopy)

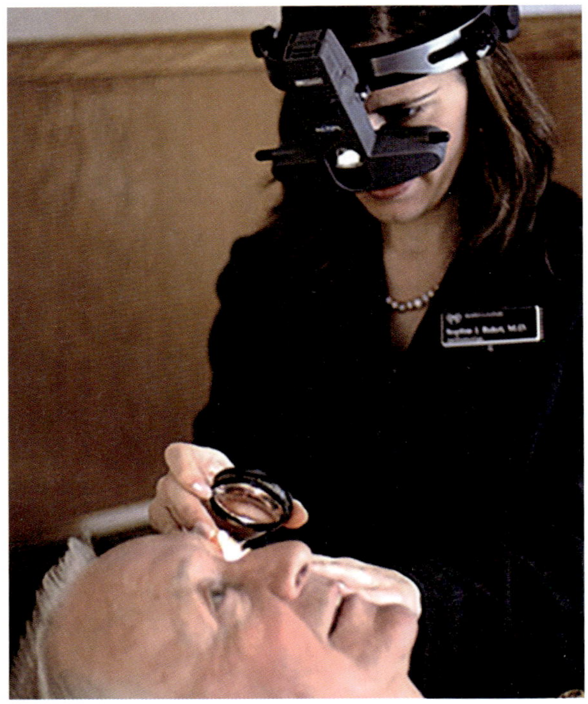

그림 8-3. 도상검안경(Indirect ophthalmoscopy)

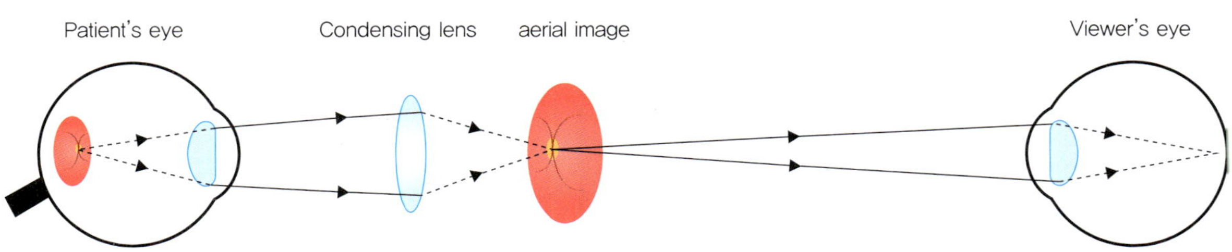

그림 8-4. 도상검안경 검사 시 집광렌즈의 위치와 역할

2. 안저촬영(fundus photography)

Retinography는 안저카메라를 이용하여 안저상의 이상 유무를 확인하기 위한 검사로 검사 특성에 따라 산동을 하거나 산동을 시키지 않은 상태에서 동공을 통해 망막 중심부의 시신경유두, 망막, 망막혈관 및 맥락막 혈관, 맥락막의 국소적인 안질환뿐만 아니라 전신질환에 의한 안저병변을 관찰할 수 있다.

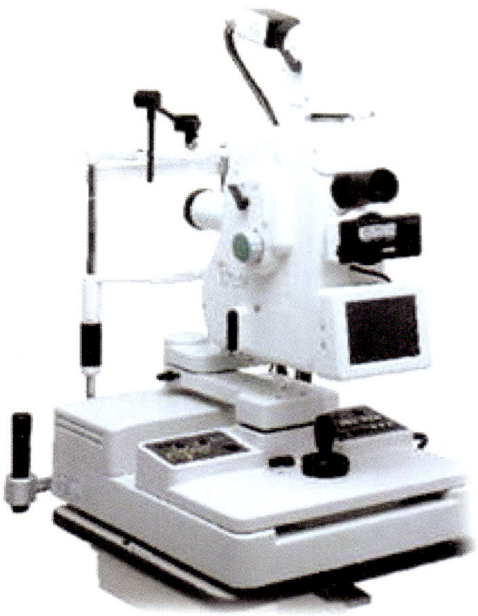

안저카메라

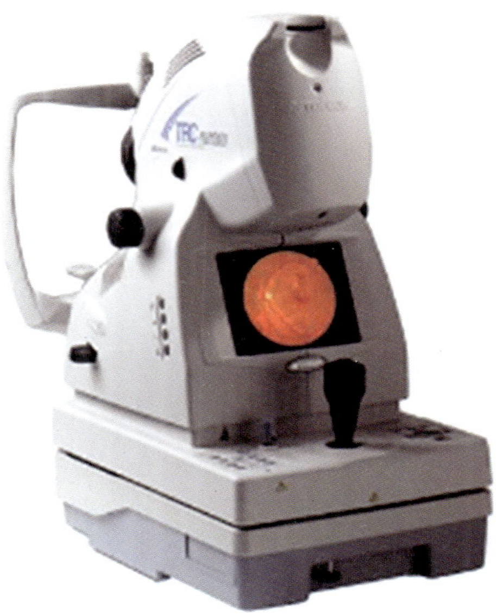

무산동 안저카메라

* 방법

1) 촬영 전 장비준비와 환경을 확인한다(전원 on/off, flash 강도, 유니트 높이, angle, filter 등등).
2) 환자의 기본정보를 입력합니다(이름, 등록번호, 성별, 연령).
3) 피검사자를 앉히고 턱받침과 이마받침에 얼굴을 대도록 유도한다.
4) 턱받침 높이 조정 링을 돌려서 피검사자의 눈이 adjustment mark 위치에 오도록 조절한다.
5) 피검자에게 전방을 주시하게 한 후 joystic을 이용해 안저카메라를 상하좌우로 움직여 장비 screen 상 중앙에 피검사자의 동공이 정확히 위치하도록 조정한다.
6) 피검사자를 전방에 target light를 주시하게 한 후 조이스틱을 이용해 안저카메라를 천천히 전진하면 망막상이 나오게 된다.
7) screen의 망막상이 잘 보이지 않는 경우 밝기 조절버튼을 이용하여 잘 보이도록 조절한다.

8) screen에 원하는 망막상이 나타난 경우 focus를 맞춘다(피검사자의 diopter가 −12D ~ +15D 범위 밖에 있다면 초점이 맞추어지지 않으므로 우측의 보정 슬라이더를 이용하여 초점을 맞춘다)(−, + 렌즈 설정).
9) 미세하게 장비를 조정하여 조명이 골고루 망막에 조사되도록 한다.
10) 조이스틱의 버튼을 눌러 촬영한다(사진이 너무 어두우면 플래시의 강도를 높여 밝은 사진을 얻을 수 있다).

- 기본 안저촬영(fundus photo) -

Macular, optic disc, vessel 등 망막의 전반적인 상태를 보기 위해 시행하는 가장 기본적인 검사이자 안저병변의 진단 및 모니터링에 필수적인 검사이다. 검사 방법은 망막 심층부에서 표층부까지 이미지가 잘 나오도록 단파장부터 장파장의 빛을 모두 포함하는 백색광을 이용한다. 망막중심부 촬영 시 환자에게 inner fixation target을 주시하게 유도하고 망막 주변부 촬영 시 external fixation target을 이용해 환자의 주시를 유도해서 원하는 부위를 촬영한다.

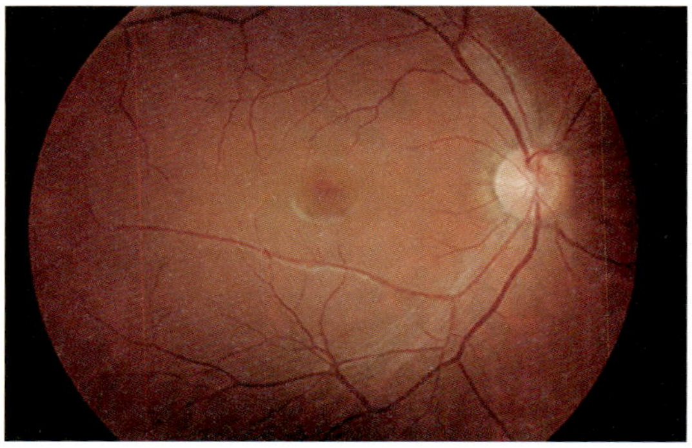

정상인의 안저촬영 사진

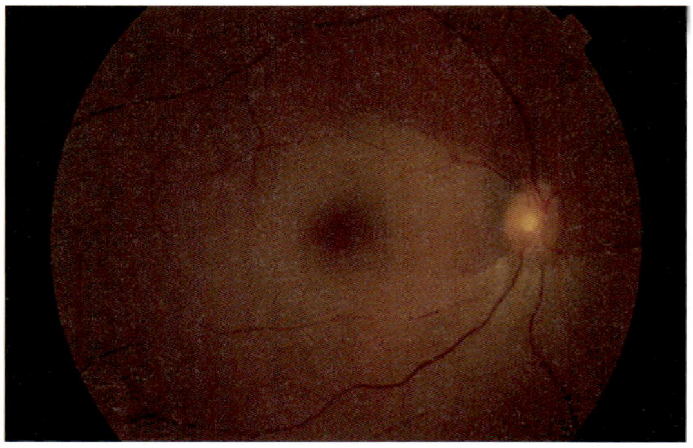

Central retinal artery occlusion

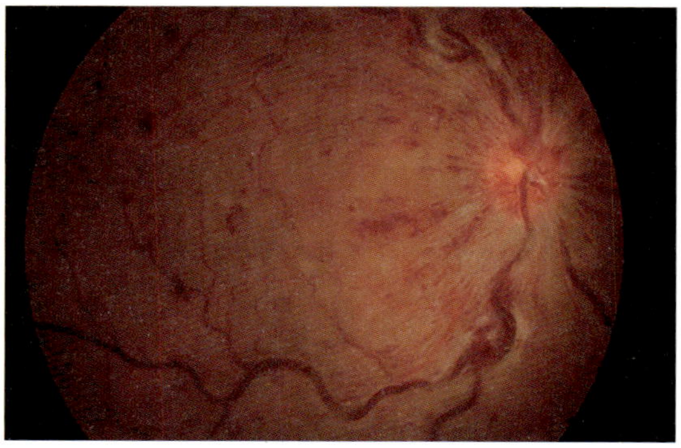

Central retinal vein occlusion

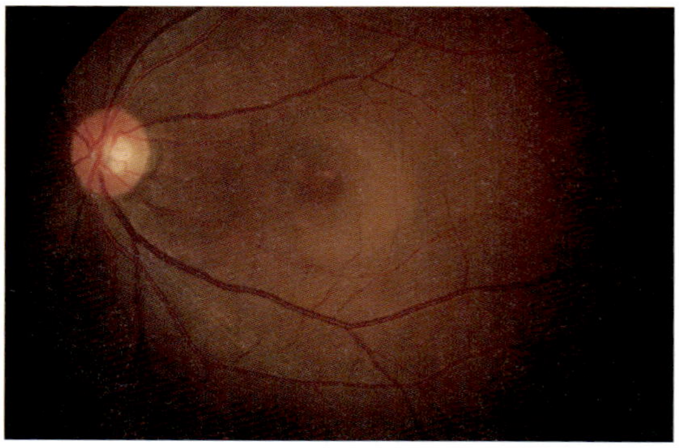

Central serous chorioretinopathy

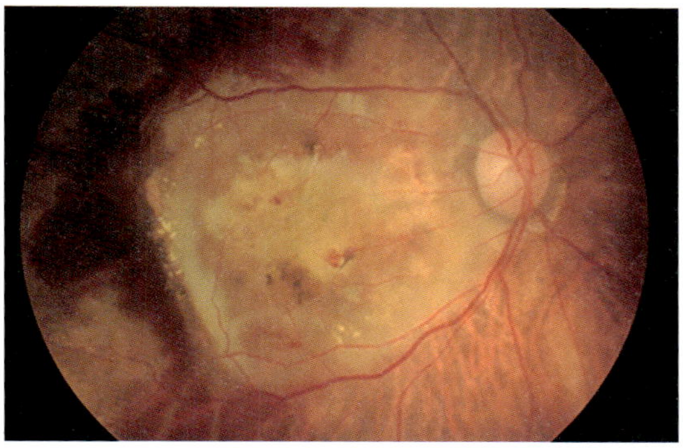

Age-relative macular degeneration

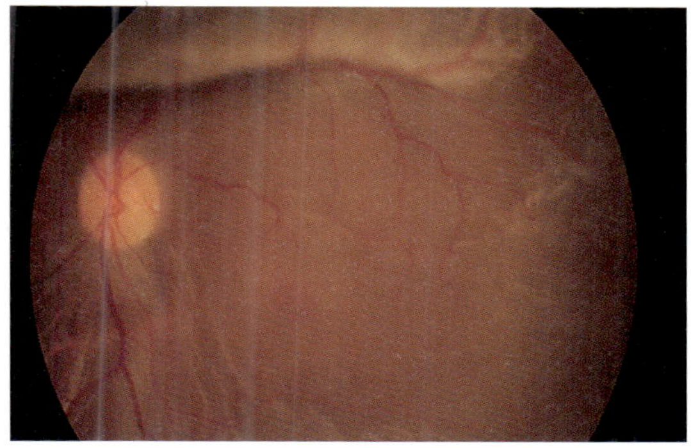

Retinal detachment (RD)

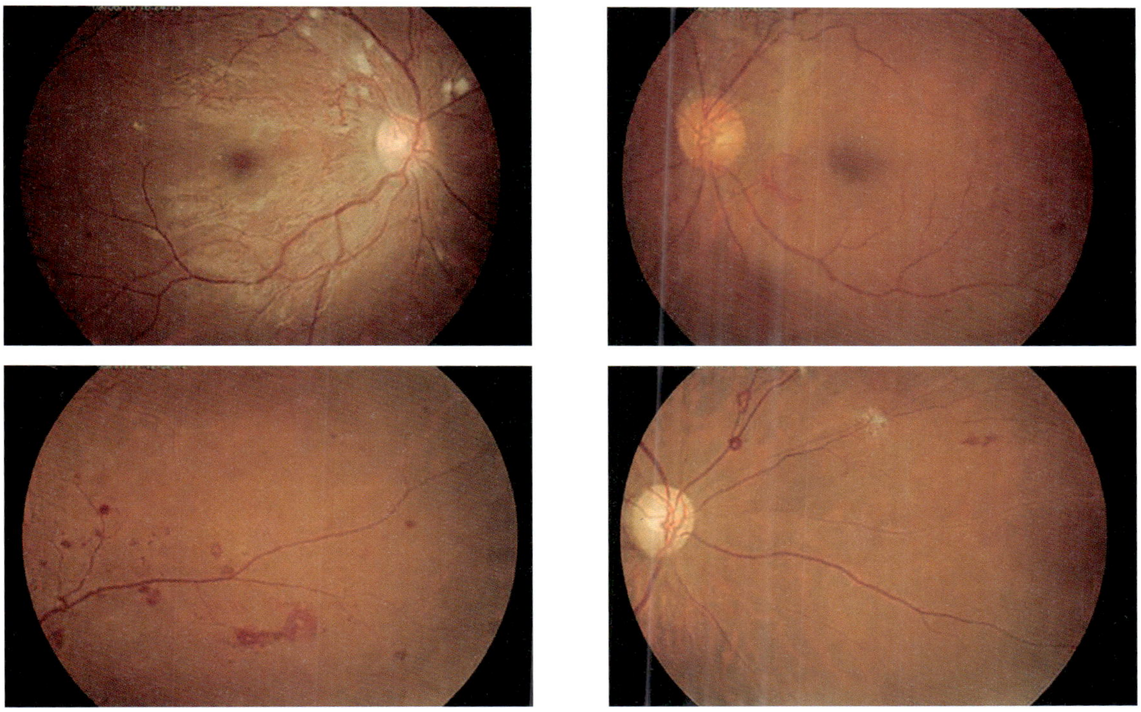

Diabetic retinopathy

- 시신경유두부촬영(optic disc photography) -

optic disc의 구조적 또는 변병의 변화를 보기 위해 하는 검사로 주로 녹내장(glaucoma)의 진단 및 진행 정도를 판단하기 위해 촬영한다. optic disc의 상태를 객관적으로 추적 관찰할 수 있는 가장 보편적인 방법으로 C/D비를 사진으로 측정해서 계산할 수 있고 optic disc의 rim 상태를 기록할 수 있다. 검사 방법은 fixation target을 이용해 환자의 주시를 유도해서 optic disc의 위치를 정중앙에 위치시킨다. 그 다음 angle을 조절해서 optic disc를 확대시키고 백색광을 이용해 촬영한다.

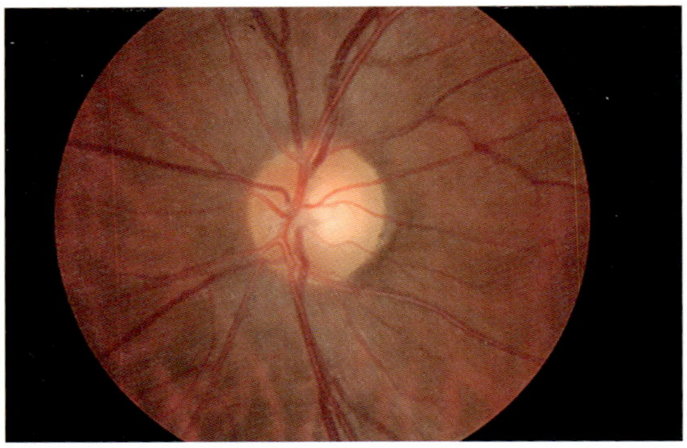

정상

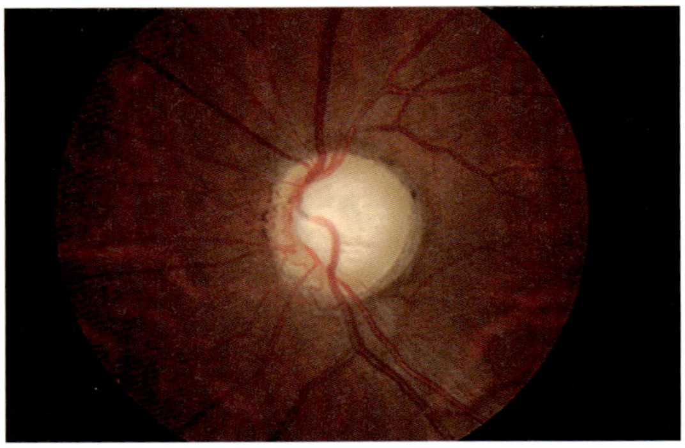

glaucoma

– 시신경섬유층촬영(RNFL Photography) –

가장 손쉽게 retinal nerve fiber layer (RNFL)의 defect를 검사할 수 있는 방법으로 주로 녹내장(glaucoma)의 진단 및 진행 정도를 판단하기 위해 시행한다. 검사 방법은 기본안저촬영과 동일하지만 light source는 안저카메라의 녹색필터(무적색광필터)를 이용해 500 nm 전후 파장의 빛을 사용하여 촬영한다.

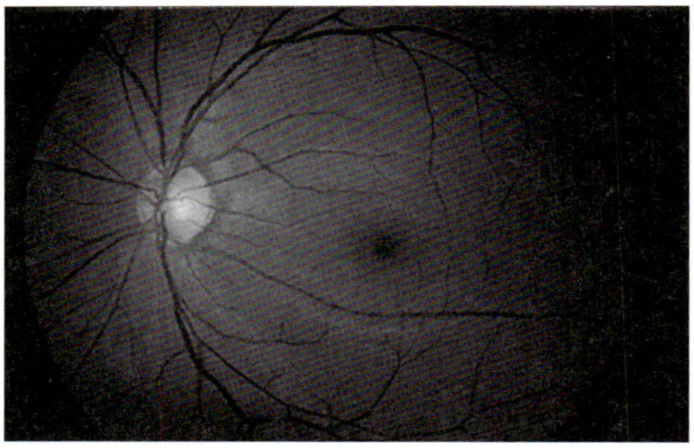

정상

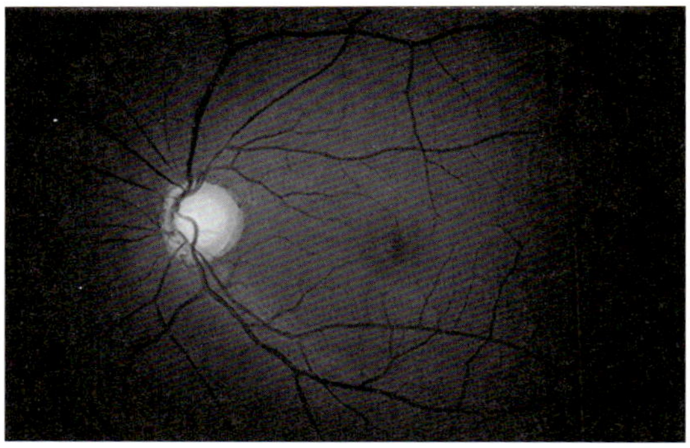

glaucoma

3. 자가형광안저촬영(autofluorescence photography)

망막의 색소상피(RPE)에 존재하는 형광 물질인 lipofuscin이 특정 파장에 발광하는 성질을 이용하여 촬영하는 검사로 SLO 방식의 장비가 보편적으로 이용되고 있다. 488 nm 파장의 blue laser source 사용하여 여러 장의 화상을 평균화해서 고해상도의 이미지를 얻는다. 정상 안저에서는 lipofuscin이 고르게 쌓여 균등한 밝기를 유지하지만, 색소상피세포층의 손상이 있는 경우 손상 받은 부위가 불균등한 밝기로 변하게 된다. 반면 lipofuscin이 축적되지 않는 혈관, 중심와, 시신경유두는 발광물질이 없어 정상적으로 검은색으로 나타난다.

SLO (scanning laser ophthalmoscopy) 방식의 원리

주사 레이저 안저검사(scanning laser ophthalmoscopy)는 작은 점상의 레이저를 안저면에 고속주사 scan하여 얻어지는 반사광으로 화상을 구성하여 이를 모니터로 관찰하고 기록하는 방식이다. 여러 가지 파장의 레이저 빛을 이용해 대비감도가 높은 선명한 화상을 얻을 수 있으며 안저촬영, 자가형광안저촬영, 형광안저촬영(FAG, ICGA)이 모두 가능하다.

- 과형광 -

Stargardt disease, Best disease, 중심장액망막병증, drusen 등

- 저형광 -

경성 단백이나 망막하출혈에 의한 차단, 망막색소상피의 위축, 결손, 기능저하 등

HRA (Heidelberg) 터치패널

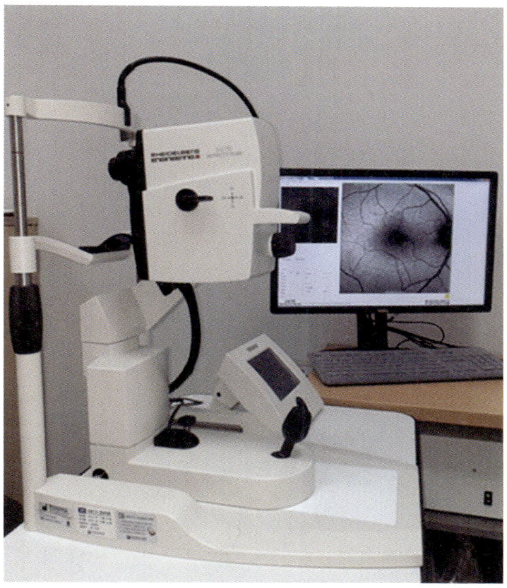

HRA (Heidelberg)

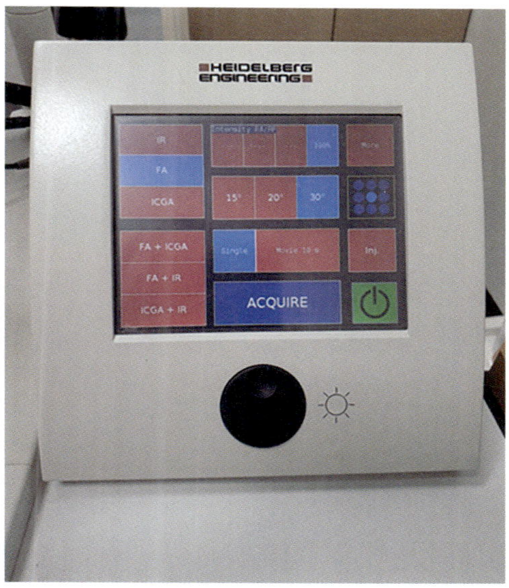

터치패널

* 방법

1) 검사 전 환자의 눈을 산동시킨다.
2) 환자의 기본정보를 입력합니다(이름, 등록번호, 성별, 연령).
2) 터치패널을 통해 IR (infra-red reflectance) 모드로 설정한다.
3) 피검사자를 앉히고 턱받침과 이마받침에 얼굴을 대도록 유도한다.
4) 턱받침 높이 조정 링을 돌려서 피검사자의 눈이 adjustment mark 위치에 오도록 조절한다.
5) joy-stick으로 촬영장비를 조정해서 환자의 전안부가 모니터에 나타나도록 위치시킨다.
6) 환자에게 inner target을 주시하게 설명하고 환자의 눈 쪽으로 촬영장비를 천천히 이동시켜 모니

터에 안저상의 이미지가 균일하게 나오도록 조정한다.

7) 터치패널을 통해 FA (fluorescein angiography) 모드로 설정을 변경하고 focus를 조정한다.
8) SRT 버튼을 눌러 이미지를 평균화 처리한 후 선명한 안저상의 이미지가 만들어지면 Acquire 버튼을 눌러 이미지를 저장한다.

- 과형광 -

Stargardt disease, Best disease, 중심장액성 망막병증, drusen 등

- 저형광 -

Exudate나 hemorrhage에 의한 차단, 망막색소상피층의 위축, 결손, 기능 저하 등

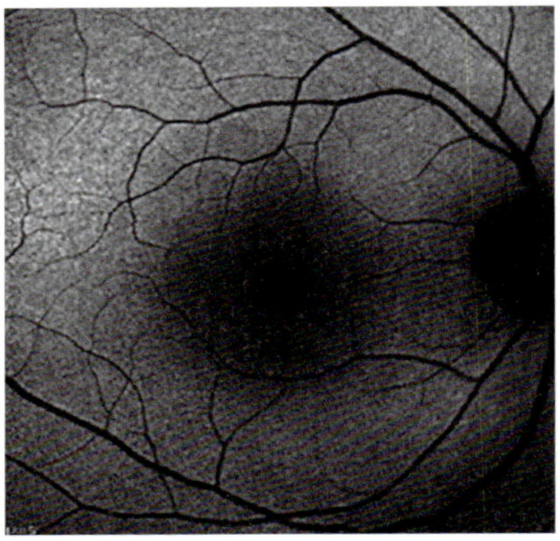

정상

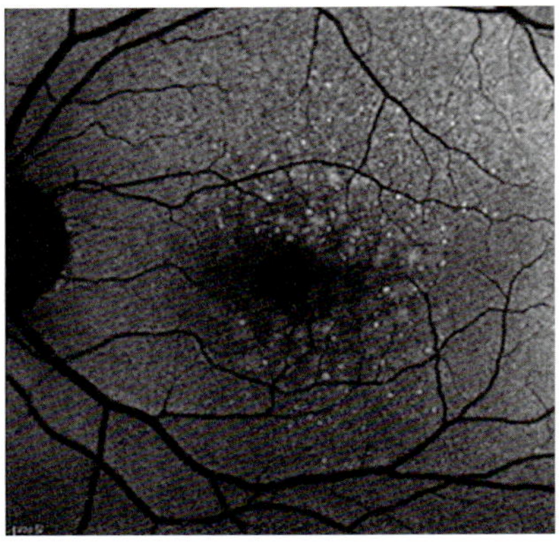

drusen

4. 광각안저촬영(Ultrawide field fundus photography)

SLO 방식으로 낮은 밝기의 레이저광으로 안저면을 고속으로 주사하면 기계에 내장된 거울로 안저에서의 반사광과 입사광을 분리하여 반사광만을 선택적으로 고감도 광탐지기에 포착하여 전기신호로 바꾸어 안저상을 구현한다. 기존의 안저 카메라로는 망막의 45°범위(15%)에 해당하는 이미지를 얻을 수 있었지만, 광각 안저 카메라는 전체 망막의 200°범위(80%)에 해당하는 이미지를 얻을 수 있다. 200°의 넓은 한 장의 이미지로 후극부안저(시신경유두, 망막혈관, 황반)와 주변부안저(긴섬모체신경 및 동맥, 짧은섬모체신경 및 동맥, 또아리 정맥, 망막주변부)를 관찰할 수 있다. 안저촬영뿐만 아니라 형광안저촬영, 자가형광안저촬영도 광각으로 촬영이 가능하다.

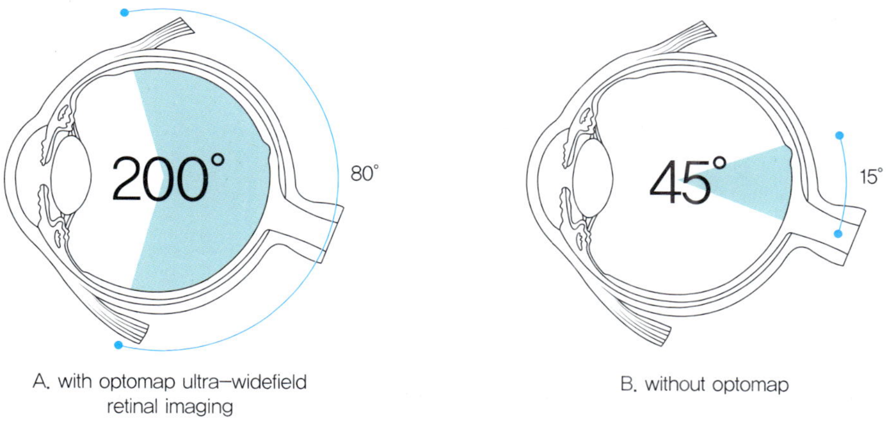

그림 8-5. 광각안저촬영 범위(A)와 일반안저촬영 범위(B)

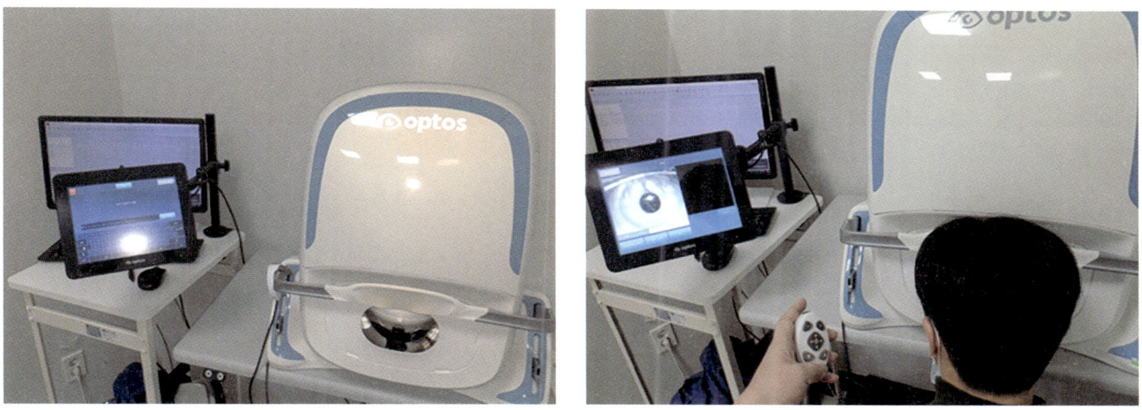

그림 8-6. 광각안저촬영기 (Optos사)

1) 방법

(1) 환자의 기본정보를 입력합니다(이름, 등록번호, 성별, 연령).

(2) 환자의 턱을 턱받이에 놓고 이마를 앞으로 밀착시킵니다.

(3) 촬영모드를 선택합니다.

(4) 환자의 얼굴 방향을 바르게 향하게 하고 눈의 위치에 맞게 턱받이의 높이를 조절한다.

(5) 장비의 모니터를 보며 리모컨으로 장비와 환자 눈의 앞, 뒤 간격을 조절해 초점을 맞춘 후 +리모컨의 촬영 버튼을 눌러 촬영합니다.

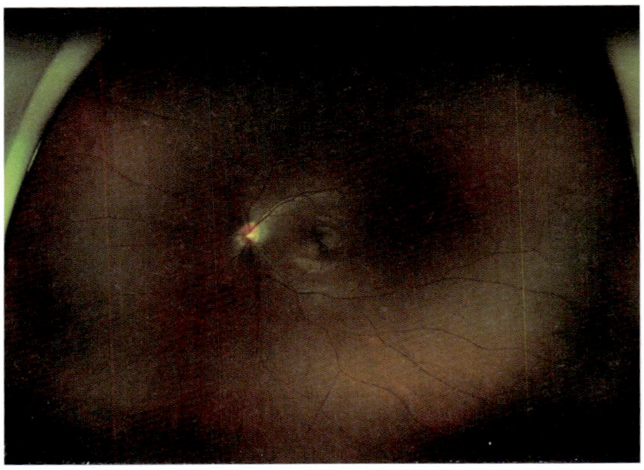

정상

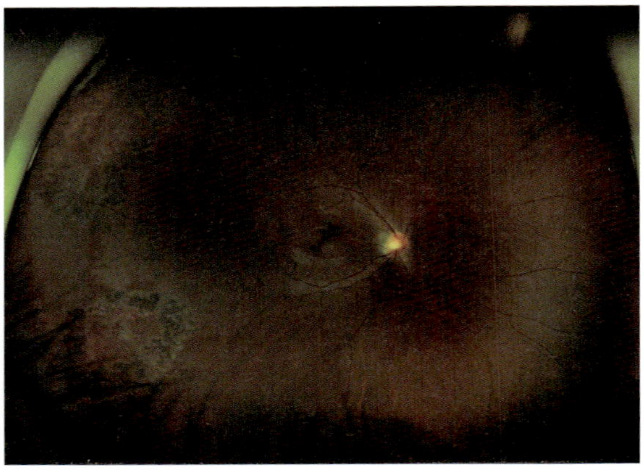

망막주변부 레이저 광응고술 후 촬영

안과검사학 실습보고서

학교명: 학번: 이름:

안과검사학 실습보고서

학교명: 학번: 이름:

Section

09 초음파검사(ultrasonography)

학습목표

1. A-scan과 B-scan 검사를 설명하고 수행할 수 있다.
2. 특수 검사법을 설명하고 수행할 수 있다.
3. 초음파생체현미경검사를 이해하고 설명할 수 있다.

안구는 정상적으로 모든 매체가 투명하다. 그러한 눈에 질병이나 외상 등으로 인하여 안구가 혼탁해지면 광학적인 안저 검사는 불가능하게 되어 초음파를 사용하여 안저의 단면을 볼 수가 있다. 근래에는 안내 질환과 안외 질환을 구별하거나 진단하는 데 안과 초음파 검사가 중요한 기구로 쓰이고 있다(그림 9-1).

근본적인 목적은 눈 안의 상태를 확인하기 위함이지만, 생체계측(biometry)은 백내장 수술의 인공수정체 삽입에 이용되고, 이때 신뢰도 높은 도수를 선택하는 데 중요한 역할을 한다. 또한 안내종양, 염증성 병변의 진단에 사용된다.

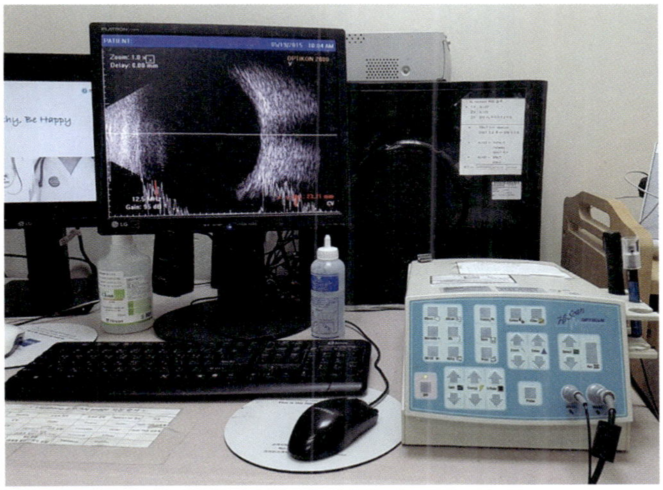

그림 9-1. 초음파 검사 장비

1. A-scan과 B-scan 검사 목적 및 원리

A-scan은 일차원적으로 파형의 높이 측정을, B-scan은 이차원적으로 병변을 나타낸다. 초음파는 탐촉자를 통해 초음파를 내보내고 그 신호를 다시 받아들여 이미지화한다(그림 9-2). 보통 진단용은 8~10 MHz의 초음파를 발사하면 0.2 mm 정도의 짧은 파장을 만들게 되고 서로 밀도가 다른 연성 조직을 통과할 때 경계면에서 반사가 일어나는 것을 시간 축 위에 진동으로 나타내거나, 조직의 단면반사영상을 고해상도로 얻을 수 있다.

고주파 초음파 검사를 사용하면 해상력을 높일 수 있고, 연성 조직의 재현성이 CT나 X-ray보다 더 좋으며, 사용하기 쉽고 검사시간이 짧다(그림 9-3).

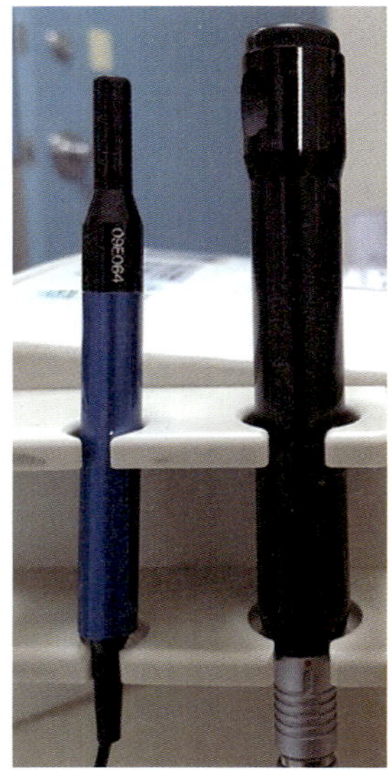

그림 9-2. A-scan(좌), B-scan(우) 탐촉자

1) A-scan

안과영역의 초음파 검사법이 다른 영역과 다른 점은 A-scan을 사용하는 것인데, 이것은 반사파의 진폭거리에 따른 변화 분석이 B-scan보다 쉽고 정확하며 정상적인 안구방수(안방수)나 유리체(초자체)에서의 초음파 반사가 일어나지 않기 때문이다.

백내장 수술 시 삽입하는 인공수정체의 도수를 계산하기 위해 A-scan을 사용하여 안축장의 길이를 측정하며, 각막 굴절력의 평균값, 인공수정체 상수, 안방깊이를 이용하여 정해진 공식을 통해 도수를 측정한다. A-scan은 초음파가 각막 전면에서 망막까지의 길이를 안축 길이로 사용하고, 이는

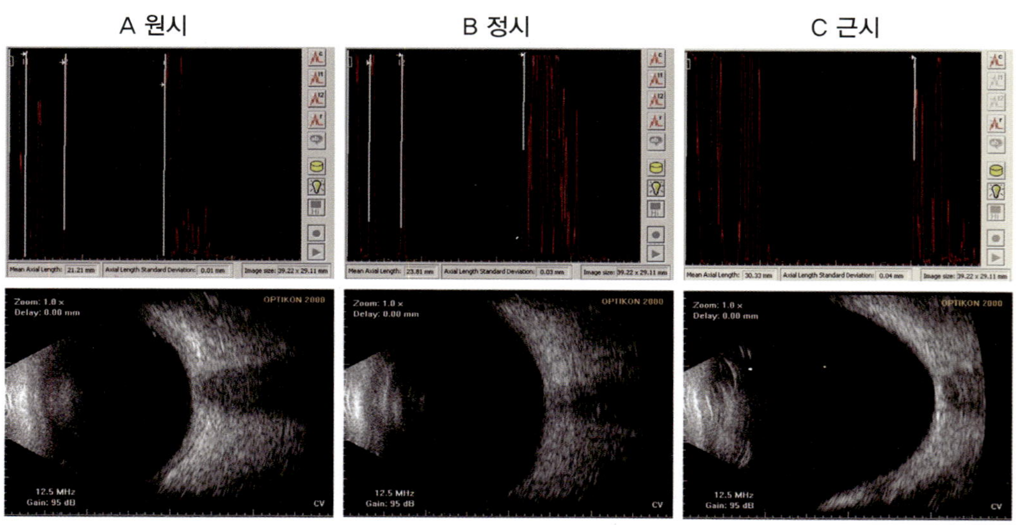

그림 9-3. 굴절에 따른 A-scan과 B scan의 결과

음파가 조직에서 이동 시 반사파를 그래프로 나타내고 각 반사파 사이 간격을 계산을 통해 알아낼 수 있다(그림 9-4).

① 일차원적 검사
② 병소의 특징, 병소의 크기 및 길이 측정
③ 안축장 길이 측정: 각막 전면에서 망막까지의 길이
④ 조직내부를 이동하면서 경로에 있는 부위에서 발생하는 초음파의 반사정도를 세로축으로 각 부분에 거리를 가로축에 나타낸다.

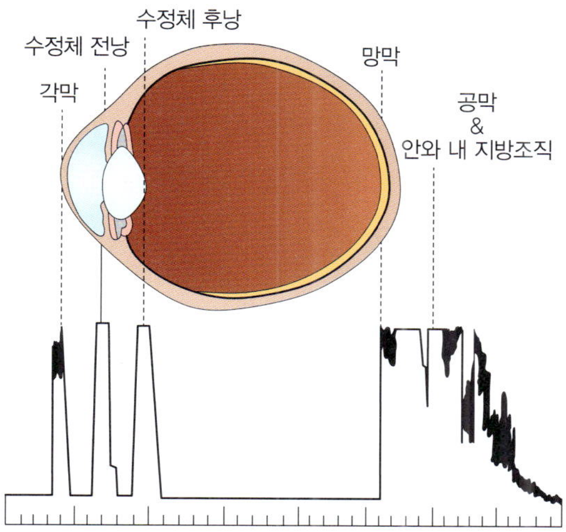

그림 9-4. A-scan 측정 시 각막, 수정체 전낭, 수정체 후낭, 망막, 공막 파형이 나타난다.

2) B-scan

A-scan이 일차원적인 검사라면 B-scan은 이차원적인 영상을 얻을 수 있는 검사로 안내 질환의 진단에 유용한 검사이다. 특히 수정체의 백내장, 유리체 혼탁, 망막부위의 이상여부 확인에 매우 유용하다. 유리체 출혈 같은 혼탁으로 인해 안저 촬영이 어려운 경우에도 종양의 진단 및 감별 등으로 안구 내 질환 여부를 확인할 수 있다.

① 이차적원 검사
② 안구 단면에서 나오는 초음파의 반사정도를 점의 밝기의 강약으로 이미지화(반사되어 나온 음파는 작은 점들로 표시되고 이 점들이 모여 2차원적인 안구단면을 이미지화한다)
③ 병소의 형태학적 검사: 유리체 출혈, 염증, 혼탁, 망막박리, 안내 종양의 유무, 위치, 크기, 모양 측정
④ 검사하고자 하는 위치는 탐촉자 방향, 접촉위치를 정하여 영상을 획득한다.
⑤ 검사자의 기술, 환자의 눈 상태 및 협조도에 따라 인공산물(artifact)의 혼입이 있을 수 있다.

2. A-scan과 B-scan 검사 방법

1) A–scan

① 기본 검사

가. 탐촉자의 데시벨(dB) 및 게인(gain)을 조정하여 일정한 감도를 정한다.

나. 환자의 눈을 반듯이 위로 보게 하고 탐촉자를 아래쪽 각막 윤부(각막과 공막의 경계)에서 결막 원개(눈꺼풀과 안구결막의 경계, conjunctival fornix)쪽으로 이동하면서 검사한다.

다. 양안 모두 12시 방향에서 시작하고 우안은 시계방향으로 좌안은 반시계 방향으로 검사한다(그림 9-5).

라. 감도를 조절하면서 최상의 이미지를 획득한다.

* 검사 시 환자의 시선은 측정하고자 하는 방향으로 보도록 한다.

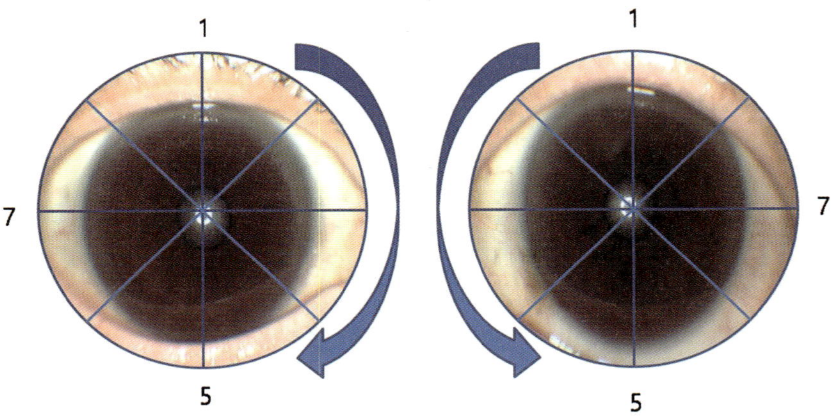

그림 9-5. A-scan 기본병소 발견 검사의 8개 방향 검사 순서

② 안축장길이 측정(Axial scan)

생체계측 측정의 방법은 A–scan을 사용하는 방법과 자동화된 장비를 이용(ex. IOL–master)하여 측정하는 방법이 있다. 일반적으로 탐촉자를 광학적 축과 일렬로 놓아 안축장 길이를 측정하는 방법은 접촉법과 수침 탐촉자법이 있다.

측정은 가장 먼저 프로그램 데이터에 이름, 생년월일, 등록번호, 성별 등 환자의 정보를 입력한 후 검사의 진행을 위해 정해진 위치에 환자를 위치시킨다. 이후 검사법에 맞게 진행한다.

가. 접촉법(contact method)

가) 환자를 의자에 위치시킨 후 눈에 점안 마취제를 점안한다. 검사를 시작하기 전에 감염방지를 위해 탐촉자를 충분히 소독한 후 진행한다.

나) 탐촉자를 각막에 접촉시킨다(그림 9-6, 9-7).

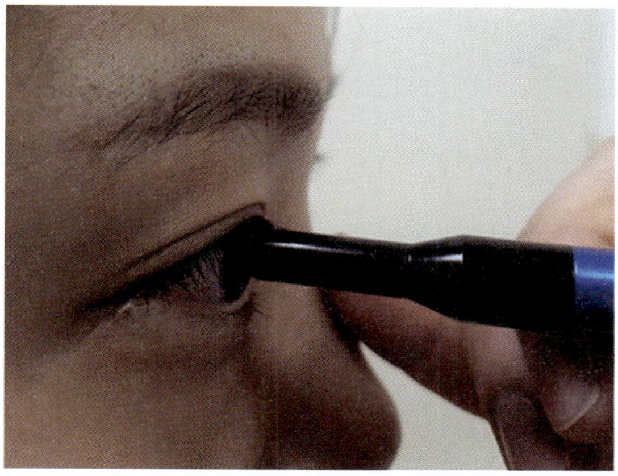

그림 9-6. A-scan의 실제측정-탐촉자와 동공을 일직선으로 검사

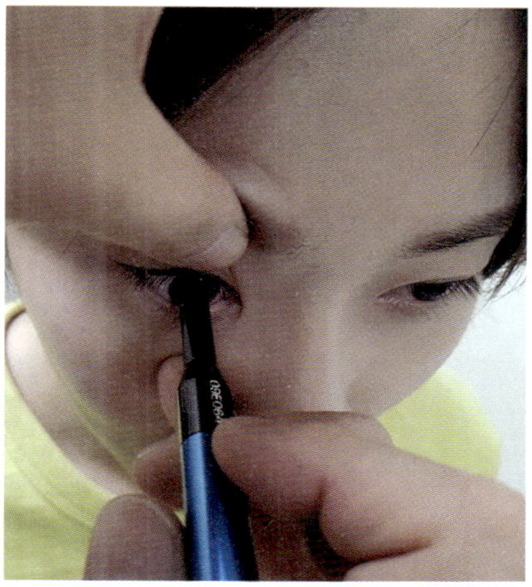

그림 9-7. 안축장 측정 시 한 손은 윗눈꺼풀을 다른 한손은 연필을 잡듯이 탐촉자를 잡고 약지로 아래 눈꺼풀을 잡는다.

다) 각막 전면, 수정체 전면, 수정체 후면, 망막전면 순으로 4개의 극파가 형성된다.

라) 적당한 그래프를 선택하고 신뢰도를 높이기 위해 여러 번 측정한 후 평균값을 안축의 길이로 한다.

마) 탐촉자를 잡는 손의 반대편 손의 엄지로 위 눈꺼풀을 올리고 반대편 손으로 탐촉자를 연필 잡듯이 잡고 각막과 수직이 되도록 위치시킨 후 약지로 아래 눈꺼풀을 내려준다. 누를 때 각막이 세게 눌리지 않도록 살포시 올려 측정한다(그림 9-8).

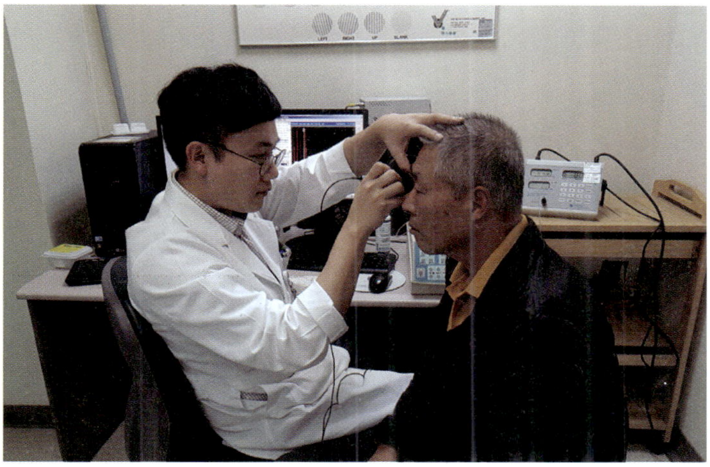

그림 9-8. 검사실에서의 A-scan 측정

나. 수침 탐촉자 법(immersion probe method)

가) Immersion shell을 공막에 접촉시키고 1% methyl cellulose를 넣어 탐촉자가 각막에 접촉하지 않게 간격을 두고 측정한다.

나) 각막 전면, 수정체 전면, 수정체 후면, 망막전면 순으로 4개의 극파가 형성된다.

다) 적당한 그래프의 선택과 평균값을 이용하여 안축의 길이를 측정한다.

※ 측정 후에 재확인이 필요한 경우

① 안축장 길이(Axial length) < 22 mm 또는 > 25 mm

② 양안의 차이가 0.3 mm 이상인 경우

③ 굴절 검사의 결과와 일치 여부

* 보통 근시인 경우 안축장이 길고, 원시인 경우 짧은 것이 특징이다.

자동 생체 측정 장비(ex IOL-master, AL-scan)와의 비교

장점	단점
실리콘 오일이 있을 경우, 안구가 부분적으로 튀어 나오는 경우(포도종), 인공수정체, 무수정체 환경에서 측정이 잘된다.	매체 혼탁이 있을 경우(출혈, 백내장, 각막 혼탁), 망막박리, 주시가 어려울 경우(망막출혈, 망막부종)에는 안과 초음파가 측정에 더 좋다.

2) B-scan

일반적으로 눈을 뜬 상태에서 공막에 탐촉자를 위치시켜 검사하는 방법과 눈을 감고 눈꺼풀위에 탐촉자를 위치시켜 검사하는 방법이 있다. 후자의 방법이 주로 사용되고 있다. 이때 초음파 젤을 충분히 발라 주어 재현성을 높이며(그림 9-9, 9-10), 가로방향 검사(transverse scan)와 세로방향 검사(longitudinal scan)를 실시한다.

① 가로방향 검사: 병변의 폭을 보기 위해 탐촉자의 마킹 부위를 각막 가장자리에 평행하게 위치시켜 검사한다.

② 세로방향 검사: 탐촉자를 각막의 가장자리에 직각되게 위치시켜 병변의 앞뒤 범위를 확인한다. 마킹 부위는 각막 중심부 쪽으로만 위치시킨다.

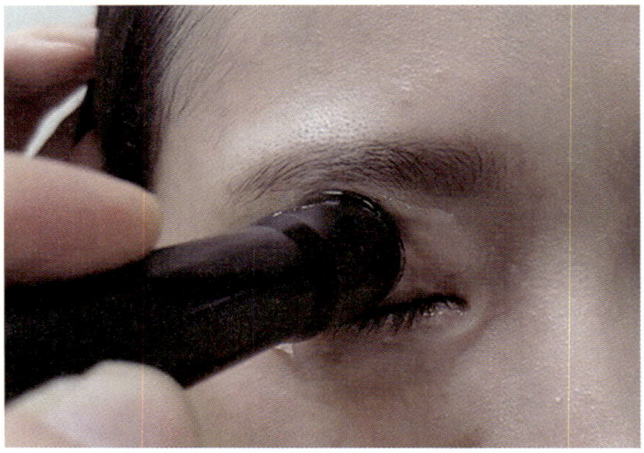

그림 9-9. 환자의 B-scan 측정

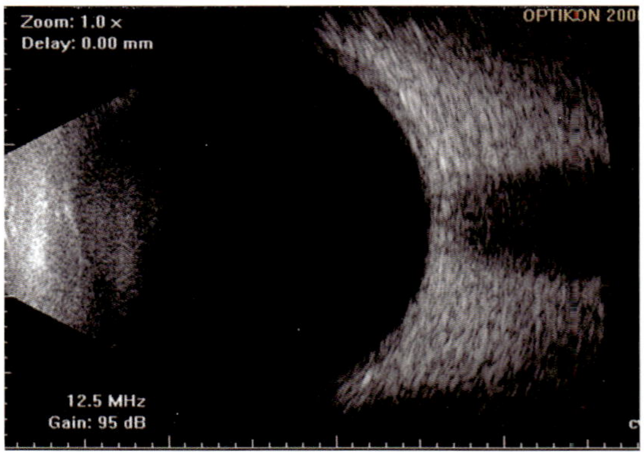

그림 9-10. B-scan 정상파형

3. 특수 검사법

1) 양적 초음파 검사

양적 검사는 병변의 반향성(reflectivity)과 음파 감소성(sound attenuation)을 이용하여 감별 진단하는 데 사용된다. 공간점유병터(점유성 병변, space occupying lesion)이 있을 때 조직 감수성을 사용하여 얻을 수 있는 최대파장 높이(maximum spike height)를 결정한다.

① 1형 양적 초음파 검사

조직 감수성 하에서 병변의 파장 높이를 퍼센트로 기록하여 질환을 진단한다. 즉, 병변에서 반향성을 결정하는 데 사용하고 그 값에 따라 다음과 같은 질환을 감별 진단할 수 있다.

Low (5~40%): 유리체 출혈(vitreous hemorrhage)

Medium (40~60%): 흑색종(melanoma)

High (80~100%): 맥락막 혈관종, 전이성 종양

Very high (100%): 망막모세포종(retinoblastoma), 기질화된 출혈

② 2형 양적 초음파 검사

1형 양적 초음파 검사에서 100% 높은 극파를 만들고 공막의 반향성과 비교하여 차이를 dB로 표시하는 방법으로 망막박리, 안내 이물질, 밀도가 높은 유리체막 등에 대한 감별진단에 사용된다.

2) 동적 검사(kinetic echography)

① 후 운동(After movement): 일정한 세기로 안구운동을 반복시키고 정지시켜 병소의 움직임을 관찰하는 것으로 후 유리체 박리나 망막박리 같은 막 형태의 병소에서 관찰할 수 있으나 종양에서는 관찰되지 않는다.

② 자발적 운동(Spontaneous movement): 탐촉자 및 눈의 움직임이 없는 상태에서 검사를 하고 혈관 내 혈류에 의해 발생된다. 병소 내부에서 빠르고 작은 진폭의 파형 변화가 나타난다.

4. 초음파 검사의 임상적 소견 및 의의

1) 정상 눈의 초음파 검사를 통한 소견

안구의 정상 초음파 단층상은 탐촉자를 스캔하는 위치와 각도(angle)에 따라 뚜렷이 달라지며, 가장 기본적인 단층면은 안구 중앙을 지나는 수평단면(horizontal transverse)이다. 모니터에 나타나는 영상을 보면 제일 먼저 눈꺼풀이 그려지고 각막이 그려지는데, 눈꺼풀과 각막은 분리되어 보이지 않고, 전방(anterior chamber)은 초음파 반사를 일으키지 않으며, 홍채(iris)는 수정체 전낭(anterior capsule)

과 구별하기 힘들다.

정상 수정체에서는 전낭과 후낭을 제외하고는 초음파 반사가 일어나지 않는다. 섬모체(모양체)는 정상에서는 검출이 어렵다. 정상 유리체에서는 초음파 반사를 볼 수 없으며 유리체 내에서 이상이 있는 경우에만 볼 수 있다.

망막, 맥락막, 공막의 세 가지 구조를 볼 수는 없지만 이상이 있으면 분리되어 나타난다.

그밖에 눈확(안와) 내의 지방조직은 초음파 반사가 잘 되어 관찰이 쉬우며, 눈바깥근육(외안근), 시각신경 등은 그 주방향이 초음파와 같은 방향이기도 하여 관찰이 어려우나 안구를 움직이고 탐촉자의 방향을 움직이면 관찰이 용이하다.

2) 부위별 임상적 소견

(1) 유리체

반향반사가 없어 빈 공간으로 나타나는 것이 정상이다.

- 유리체 출혈: 경미한 출혈일 경우 적혈구 세포들이 많고, 작은 초음파 반향성 혼탁(echogenic opacity)의 점상 병변(pointlike lesion)으로 나타나지만 두꺼운 출혈부위에서는 반향 반사가 증가해 보이고, 뭉쳐진 모양으로 보이기도 한다.

(2) 망막

망막박리: 주로 B-scan으로 검사하며 시각신경원반으로부터 거상연(ora serrata)으로 향하는 원뿔 형태의 막이 보이며, 시각신경 부위에서는 강한 유착을 나타낸다.

(3) 종양

맥락막 흑색종: 초음파 검사를 통해 감별진단이 가능하고 B-scan을 통해 버섯모양, 균질한 내부구조를 보인다. 그 외 망막박리 및 출혈을 동반한다.

3) 임상적 의의

(1) 눈 속 매체의 혼탁으로 안내 상태 관찰이 불가능할 경우

① 전안부

가. 각막혼탁(corneal opacity)

나. 전방 출혈 및 전방 내 고름이 있는 경우(전방축농)

다. 축동 및 홍채막

라. 백내장(cataract)

② 후안부

가. 유리체 출혈

나. 유리체 염증

다. 유리체 혼탁

(2) 안종양 진단이나 감별진단

① 흑색종(melanoma): 10~60%

② 혈관종(hemangioma): 80~100%

③ 망막모세포종(retinoblastoma): 100%

(3) 망막박리와 안내 이물질의 위치 선정

(4) 안축 측정

① 안축장의 길이

② 전방 깊이

③ 수정체의 두께

(5) 기타 눈확(안와) 질환

4) 초음파 검사에 영향을 주는 요인

① 가스: 기체가 유리체강에 있으면 큰 방울로 존재하여 음파가 투과하지 못해 이미지를 얻기 어렵다.

② 실리콘 오일: 실리콘 오일이 유리체강에 있으면 매우 낮은 음파속도로 인해 영상이 더크게 나타나기 때문에 정상적인 이미지를 얻기가 어렵다.

③ 높은 안압: 높은 안압으로 인해 A-scan이 측정되지 않는다.

④ 탐촉자의 방향 및 접촉면: A-scan의 경우 탐촉자가 조직 내 행로의 방향과 일렬로 되어 있어야 정확한 측정을 할 수 있고 비스듬하게 접촉이 되면 안축장의 길이가 짧아지거나 길어질 수 있다. B-scan 측정의 경우에는 검사하고자 하는 부위에 탐촉자의 방향 및 접촉 부위를 정확하게 해야 한다.

※ 검사 시 주의 사항

① 안과에서는 전염성 결막염의 감염을 최소화하기 위해 탐촉자를 검사 전·후에 소독한다.

② 탐촉자를 안축장 측정 시 너무 세게 누를 경우 길이가 짧게 나오고, 약하게 누를 경우 길게 측정되기 때문에 파형을 보면서 측정하도록 한다.

③ 환자가 눈을 감은 상태에서 초음파를 측정할 때, 탐촉자의 위치를 변경하거나, 환자의 눈을 움직이도록 유도시켜 원하는 부분을 측정한다.

임상노트

백내장(Cataract)

눈에 있는 카메라의 렌즈에 해당하는 수정체가 뿌옇게 혼탁되는 질환으로 시력에 영향을 줄 수 있다. 보통 빛은 수정체를 지나 망막에 상이 맺힌 이후에 시로를 따라 시중추에 전달되었을 때 인지할 수 있다.

그러나 수정체에 혼탁이 생겨 점차 진행이 되면 시력장애의 원인이 되고 눈부심 증상이 심하며, 뿌옇게 보이거나 물체가 여러 개로 보일 수 있다.

백내장의 원인은 노화로 인한 노인성 백내장, 유전적인 요인, 외상으로 인한 백내장 등이 있다. 초기에 약물치료를 통해 진행을 늦추거나 수술을 진행할 수 있다. 수술은 백내장 치료 중 가장 예후가 좋으며 A-scan 생체계측을 통해 안축장 길이를 측정하여 인공수정체를 결정하여 삽입한다.

5) 결과지 판독(그림 9-11)

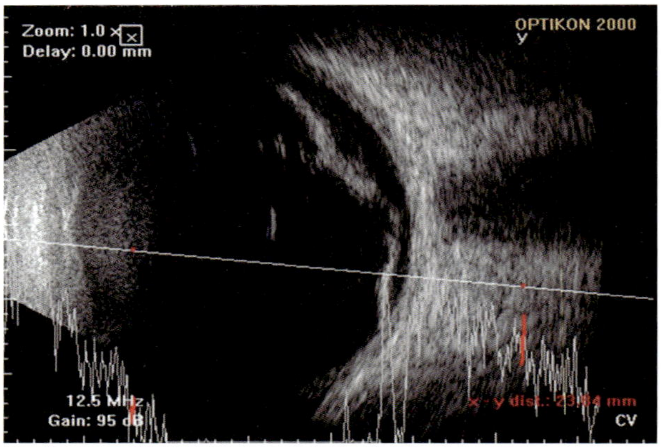

견인성 망막박리(수술 전)

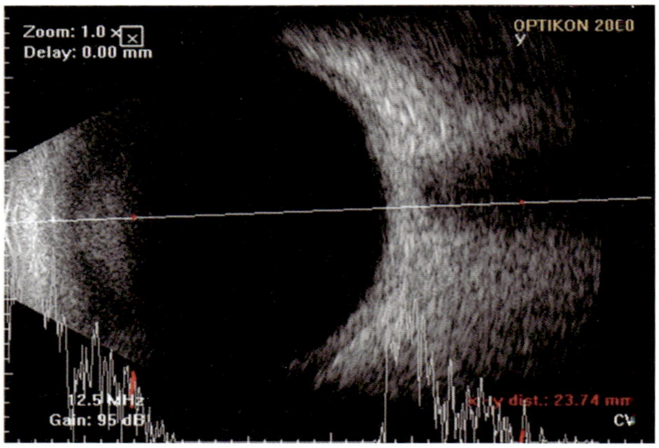

견인성 망막박리(수술 후)

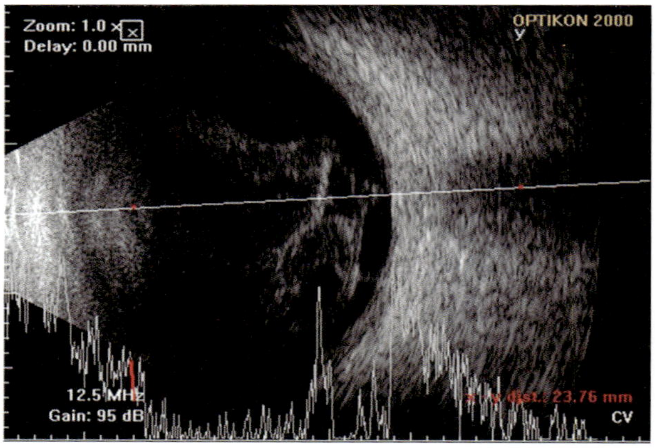

망막전막

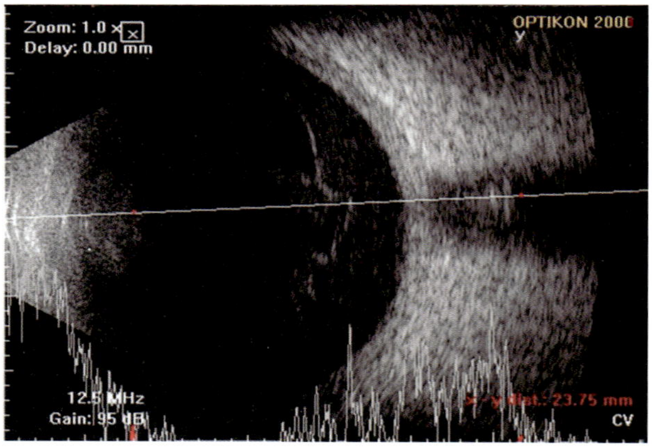

유리체 출혈

그림 9-11. 안과 초음파 검사 결과판독 및 실례

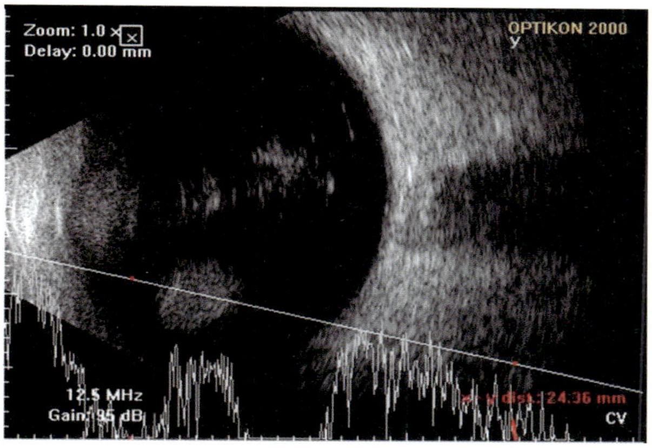

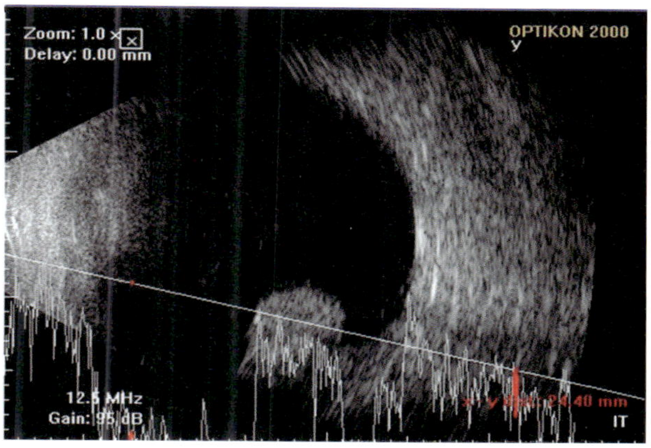

종양

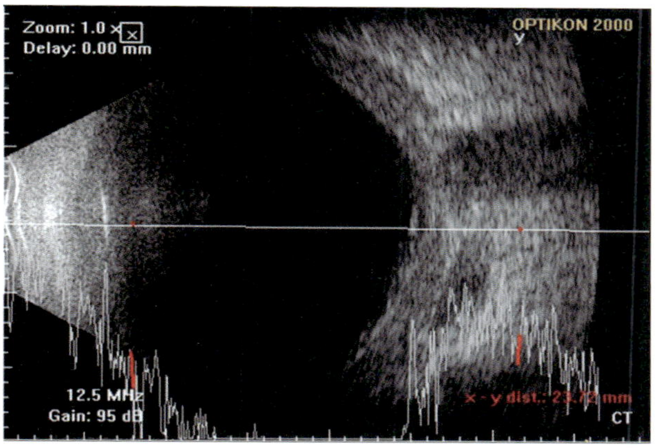

포도막염

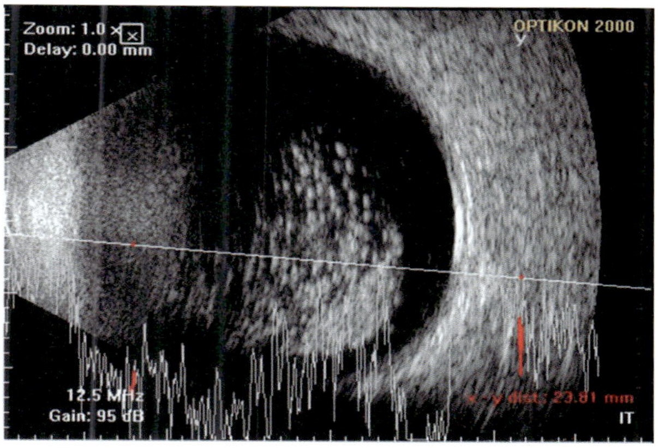

성상유리체증

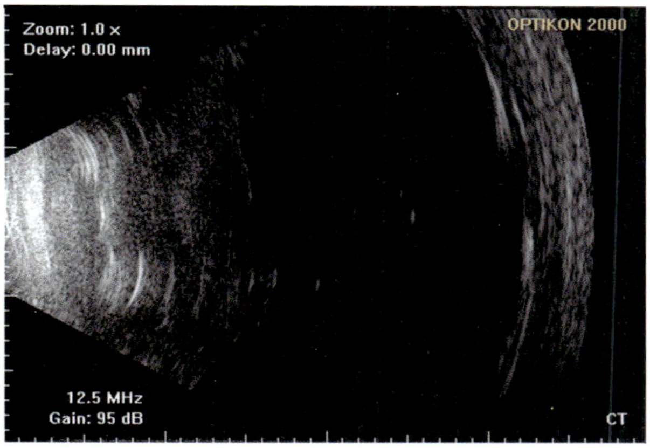

실리콘 오일

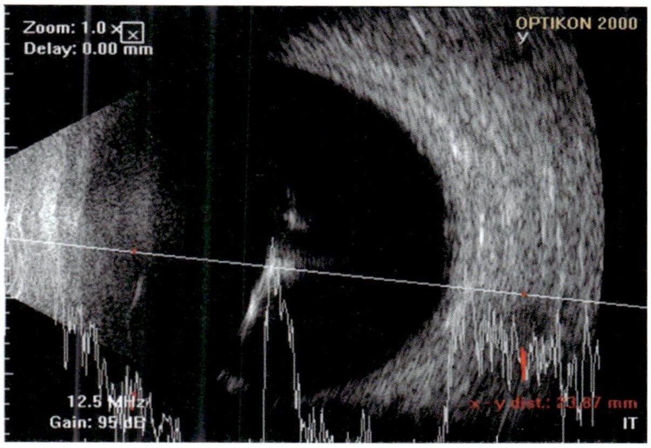

IOL dislocation

그림 9-11. 안과 초음파 검사 결과판독 및 실례(계속)

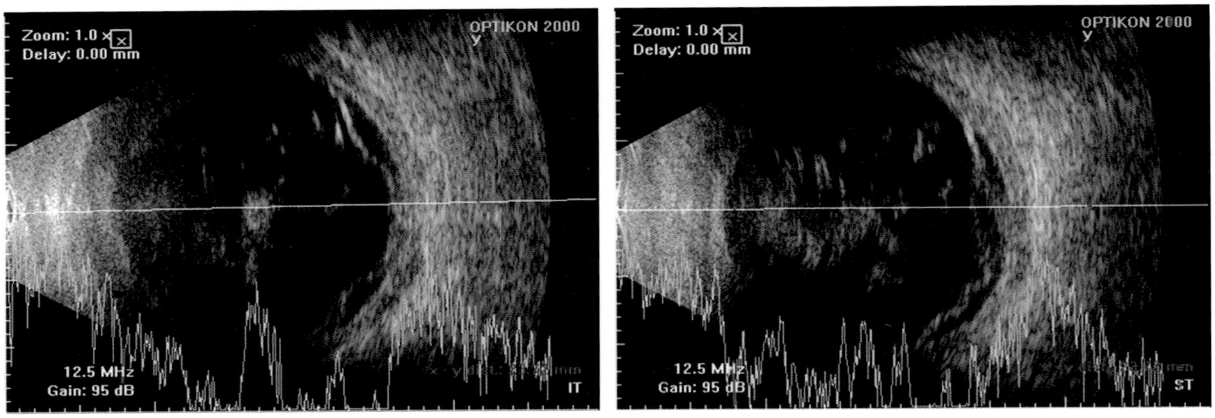

유리체 출혈, 망막하 출혈, 망막박리

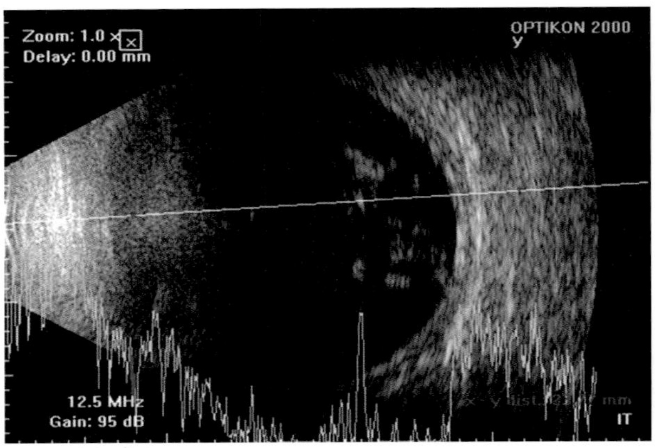

안구내 이물질
(Intraorbital wooden foreign body, IOFB)

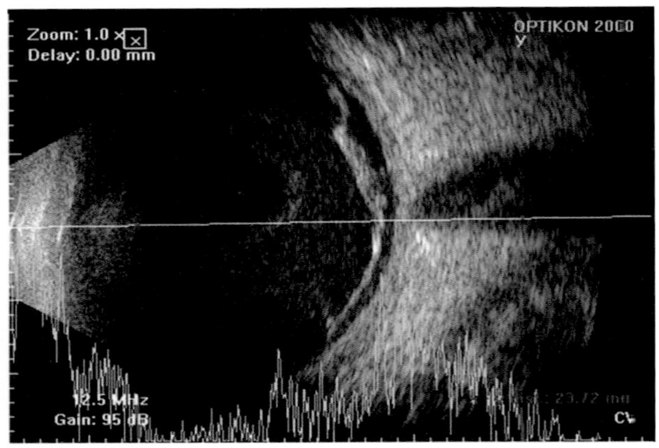

견인성 망막박리와 유리체 혼탁

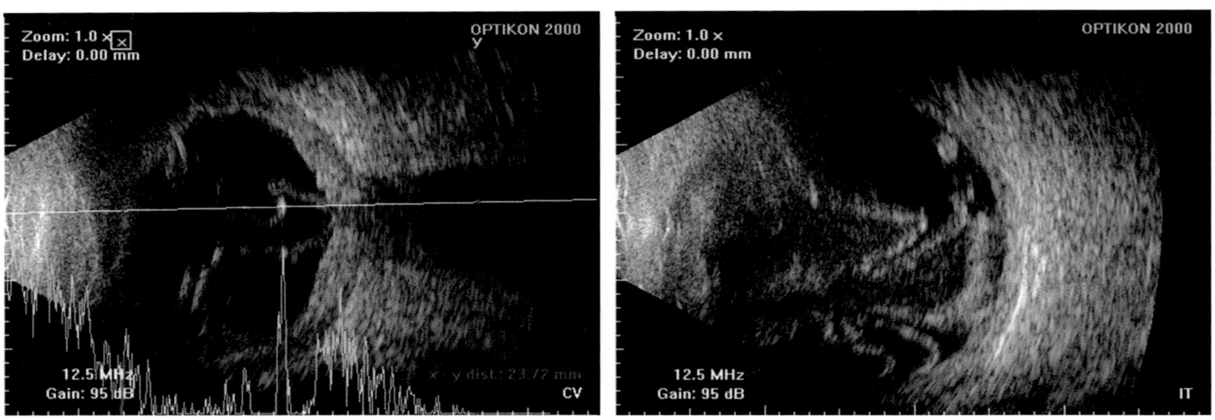

맥락막 박리, 유리체 출혈

그림 9-11. 안과 초음파 검사 결과판독 및 실례(계속)

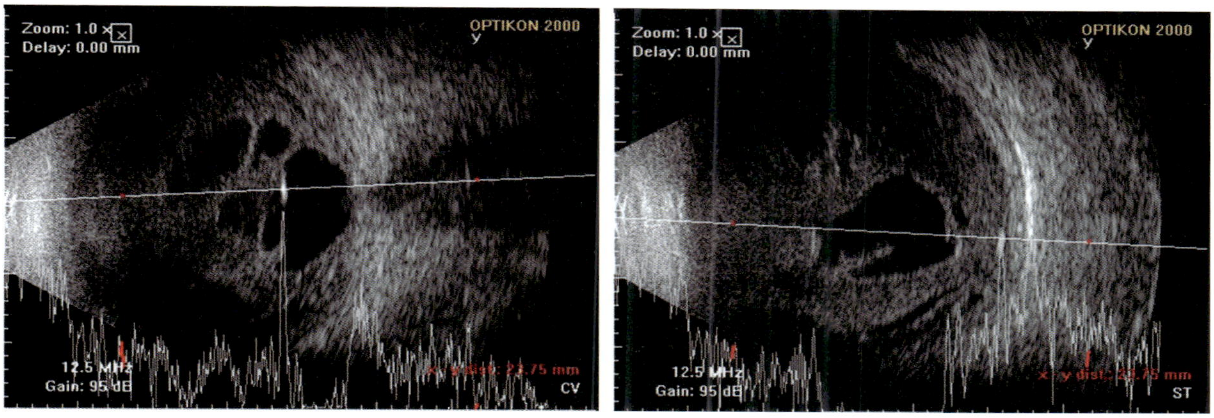

유리체 출혈, 망막하 출혈

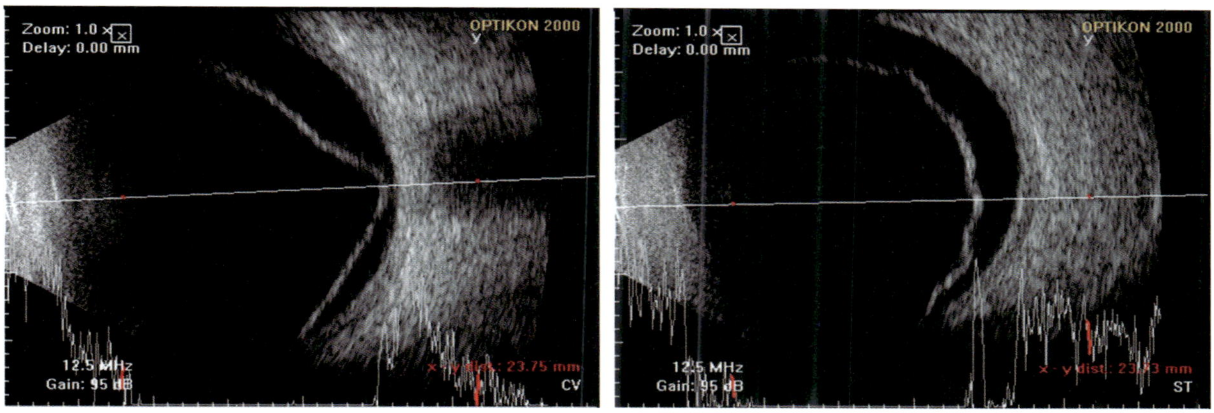

열공성 망막박리

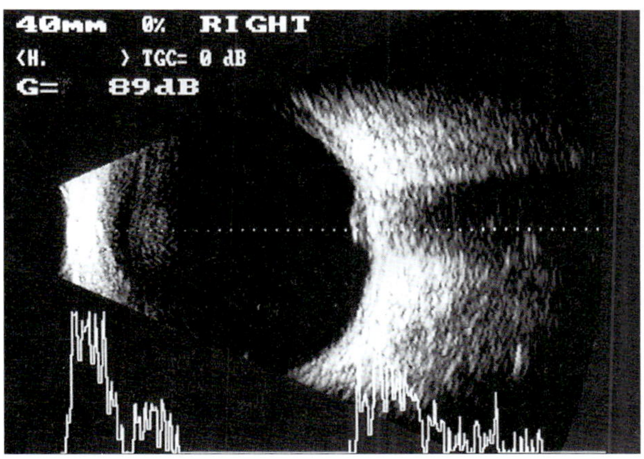

시각신경(시신경) 유두염

그림 9-11. 안과 초음파 검사 결과판독 및 실례(계속)

5. 초음파생체현미경검사(Ultrasound microscopy)

초음파생체현미경검사는 고주파의 초음파를 이용하여 전안부의 여러 구조를 고해상도의 이미지로 얻을 수 있으며 전방각 및 전방 깊이를 정량적으로 측정할 수 있다. 주로 전안부 및 유리체, 망막질환의 진단에 사용한다. 그러나 초음파생체현미경검사는 시간이 많이 소요되는 편이며 일정 수준 이상의 숙련된 검사자를 필요로 하는 단점이 있다.

일반적인 안과 초음파는 8~10 MHz의 주파수로 망막, 유리체, 시신경 등 안구의 뒷부분과 안와의 일부상태를 확인할 수 있지만 해상력이 낮아 전안부 구조관찰이 어렵다. 초음파생체현미경은 기존 초음파진단장비로 재현할 수 없는 전안부의 화상을 얻을 수 있는 검사방법으로, 20~50 MHz의 고주파수 초음파를 사용하여 전안부의 구조와 계측이 가능하다. 고주파수의 초음파는 4~5 mm의 침투력과 50 ㎛의 고해상력을 통해 영상화되고 전안부의 구조와 더불어 종양의 형태학적인 검사, 정량적 생체 계측도 가능하다. 또한 전방각 구조 확인을 통해 폐쇄각 녹내장의 진단이나 추적관찰에 큰 장점이 있다.

전안부 빛간섭단층촬영도 높은 해상력으로 전안부의 이미지를 재현하지만 백내장, 각막혼탁, 출혈 등과 같이 매체의 혼탁이 있을 경우 광학적 차단으로 영상화할 수 없다. 초음파 생체현미 경은 매체 혼탁 시에도 초음파를 이용하기 때문에 선명한 이미지를 얻을 수 있다.

① 주요 관찰부위: 모양체, 전방각, 홍채, 동공, 수정체(그림 9-12)

② 검사 대상

- 매체의 혼탁으로 전안부 구조검사가 어려운 경우
- 전방이 얕거나 전방각 검사가 필요한 녹내장 환자: 원발성 폐쇄각 녹내장
- 전안부 외상
- 홍채, 모양체의 이상: 모양의 이상, 종양, 박리
- 각막, 홍채, 모양체의 크기 및 두께 측정

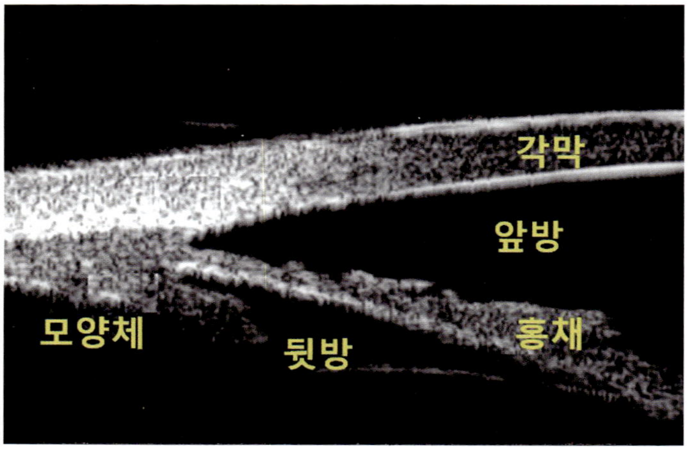

그림 9-12. 초음파생체현미경으로 얻은 이미지

안과검사학 실습보고서

학교명: 학번: 이름:

안과검사학 실습보고서

학교명:　　　　　　　　　　　　학번:　　　　　　　　　　　　이름:

Section

10 전기생리학검사 (electrophysiological examination)

학습목표

1. 망막전위도검사를 설명하고 수행할 수 있다.
2. 다초점 망막전위도검사를 설명하고 수행할 수 있다.
3. 눈전위도 검사를 설명하고 수행할 수 있다.
4. 유발전위검사를 설명하고 수행할 수 있다.
5. 전기안진도검사를 설명하고 수행할 수 있다.

1. 망막전위도검사(electroretinography, ERG)

1) 검사 목적 및 원리

망막의 신경섬유는 자기 스스로 활동전위를 발생하지 않고 빛에 의한 자극을 받을 때 전위를 발생한다. 이때, 안정전위 상태에서 빛 에너지가 전기적 에너지로 바뀌면서 나타나는 활동전위(망막전위)의 전기적 신호를 증폭기가 인식하여 파형으로 나타낸다. 망막전위도검사는 이를 분석하여 망막의 이상 여부를 확인하는 검사이다(그림 10-1, 10-2).

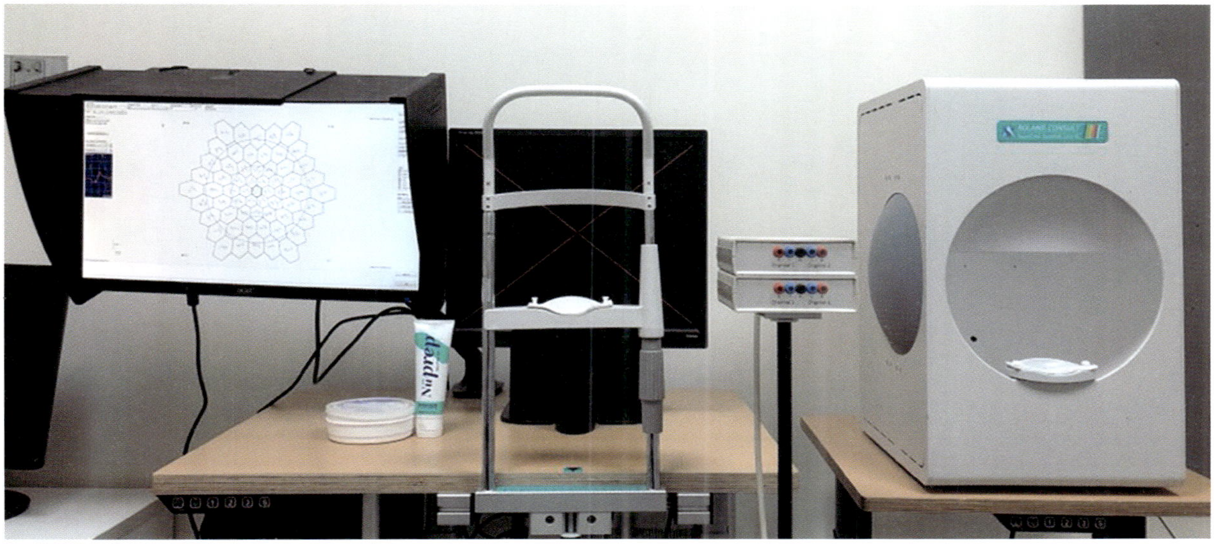

그림 10-1. 전기생리검사 장비

(1) 중간매체의 혼탁 시 망막기능의 판정

- 백내장 및 각막 혼탁, 출혈이 있는 경우 망막기능의 판정

(2) 망막질환의 진단 및 감별진단

- 망막색소상피변성증, 야맹증의 진행 및 비진행의 구분, 망막기능의 손상 정도를 판정

(3) 소아의 시각기능 및 수술 전·후 망막기능의 회복 등을 진단

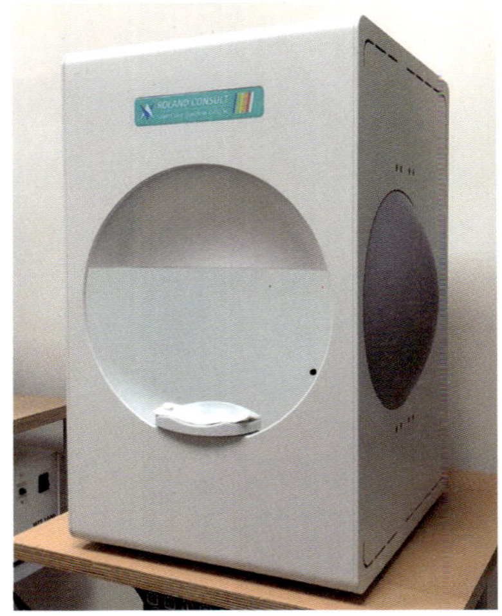

그림 10-2. 전체 시야 자극장치

2) 파형의 기원

망막전위도검사(ERG)는 망막 내의 전해질 변화에 의한 전위차에 기반한다. 망막전위도의 기록 장치는 a파, b파, 진동소파(oscillatory potential)만 기록한다. c파는 증폭기에 의한 긴 시간의 자극에 의하여 기록되는데, a파–b파의 기록과 c파의 기록은 시간적으로 약 0.5초 정도밖에 차이가 나지 않아서 빛에 의한 자극으로 피검자의 눈이 깜빡거리게 됨으로써 사실상 정확한 파형을 볼 수 없다(그림 10-3).

자극에 의한 망막에서의 활동전위 파형은 표 10-1과 같다.

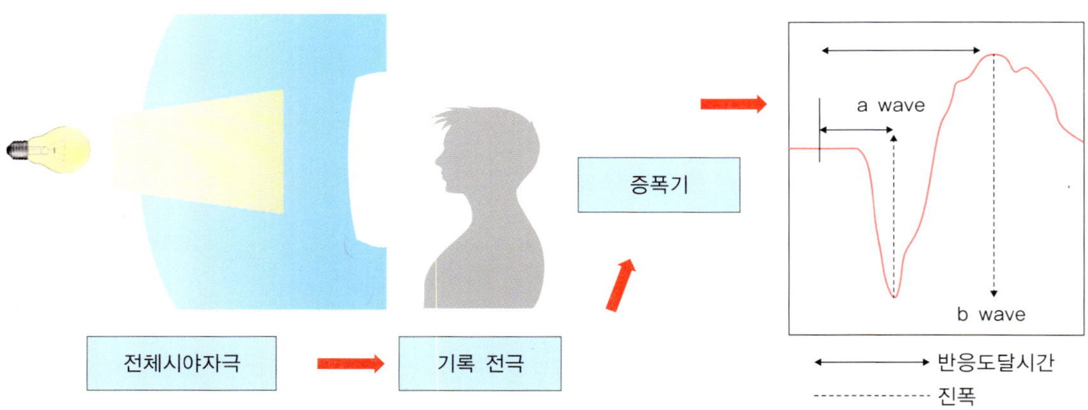

그림 10-3. 망막전위도 과정

표 10-1. 망막전위도 성분 및 발생원

ERG 성분	발생원
초기 수용체 전위(Early receptor potential, ERP)	시각세포 외절
a Wave	시각세포
b Wave	Muller 세포
Oscillatory potential	Amacrine 세포
c Wave	RPE 망막색소상피

(1) a파(a wave)

- 음전위 파형
- 시각세포의 과분극에 의한 영향
- a파 진폭: from baseline to the a–wave peak
- 암순응 상태에서 밝은 빛의 자극
- 망막시각세포의 기능

(2) b파(b wave)

- a파 뒤에 나타나는 양전위 파형
- 탈분극된 극세포에 의한 영향
- Muller 세포 관여
- 진폭비교: a파 < b파
- b파 진폭: from a–wave through to b–wave peak

(3) 진동소파전위(oscillatory potential)

- b파의 상승부위에 나타나는 여러 파형이 겹쳐진 중첩진동파
- 내망상층에서의 정보전달 과정으로 Amacrine 세포의 되먹임(feedback)에 의한 양극세포 반응에 의한 영향
- 원뿔세포, 막대세포에서도 발생

3) 검사방법

① 피검자의 동공을 산동시킨다. 단안에만 질환이 있는 경우라도 양안을 산동시키도록 하여 양안을 동시에 검사하는 것을 원칙으로 한다.

② 전극을 붙이고자 하는 부위를 피부세정제(skin prep gel)로 지방분을 닦아낸 뒤 페이스트를 이용하여 전극을 부착한다.

③ 기준전극(음전극)을 눈썹 사이에 접촉저항을 최소로 하여 잘 붙이고, 광전효과를 줄이기 위하여 검은색 종이나 검은색 필름으로 가려준다.

④ 접지전극은 누전 시 생체의 방어와 인공산물(잡파, artifact)의 방지를 위하여 귓불에 부착하거나 이마에 부착하는 것이 보통이나 망막전위도 기기의 특성에 따라 약간의 유동성은 있다.

⑤ 각막전극을 제외한 나머지 전극(기준전극, 접지전극)을 부착한 후 임피던스를 체크한다.

- 임피던스 값이 높을 때 파형의 재현성이 떨어진다. 따라서 원인을 분석한 이후 약 5 kΩ 이하가 되었을 때 검사를 진행한다.

⑥ 암순응(scotopic)을 20분간 시행한다.
- 빛을 확실히 차단시켜야 한다.

⑦ 암순응이 끝나면 적색 조명하에 점안 마취를 한 후, 관전극(양전극), 즉 각막전극을 부착한다. 이때 메틸셀룰로오스를 렌즈에 발라주고 콘택트렌즈형 전극을 끼운다(그림 10-4, 10-5).

⑧ 각막전극을 부착 후 암반응(Rod response, Maximal combined, Oscillatory) 3가지의 검사를 실행한다.

⑨ 명순응(photopic)을 10분간 시행한다.

⑩ 명순응이 끝나면 명반응(Cone response, 30 Hz Flicker) 2가지 검사를 실행한다.

⑪ 검사가 끝나면 전극을 분리한 후 각막과 피부를 세척하고 검사를 종료한다.

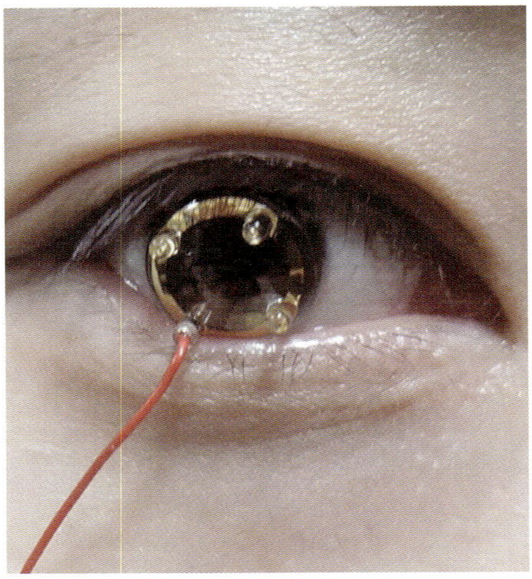

그림 10-4. 기록전극인 콘택트렌즈형 전극을 착용하고 검사 진행

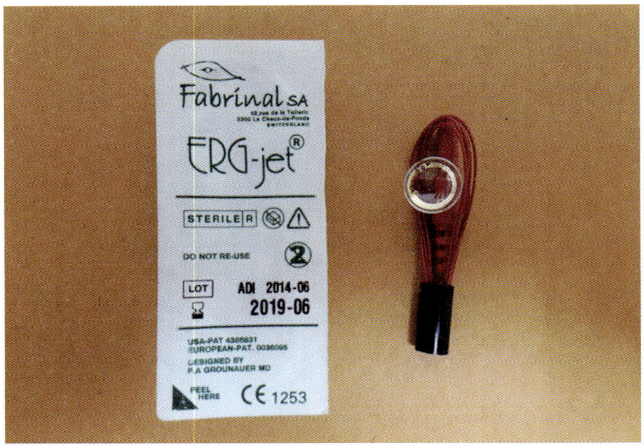

그림 10-5. ERG 측정 시 사용되는 ERG-Jet 전극

4) 검사 시 주의사항

(1) 눈을 깜빡거리거나, 안구 움직임에 따른 눈전위도(EOG) 성분이 혼입되거나 또는 광전효과(photoelectric effect)에 의해서도 인공산물이 발생될 수 있다.

* 광전효과: 전해질 용액 중의 금속표면에 빛이 닿을 때 나타나는 전위변화

(2) 암순응 망막전위도검사(scotopic ERG)는 피검자를 빛이 완전 차단된 암실에 15~30분 이상 있게 한 다음, 광자극을 주어 검사한다. 광자극을 여러 번 주게 되면 진폭의 감소를 초래할 수 있으므로 피검자로 하여금 눈을 깜빡거리지 않게 하여 광자극 1~2번에 결과를 측정한다.

(3) 인공산물이 많을 경우, 전극 및 콘택트렌즈의 부착상태를 다시 확인하다. 모니터로 배경파장을 보면서 피검자 눈의 움직임과 인공산물 유무를 확인하고 파형의 움직임이 가장 좋을 때 광자극을 가한다.

※ 검사 시 유의해야 할 사항

① 1~2번 자극을 주고 파형을 획득할 것: 자극의 횟수(빈도)를 높이면 진폭이 점점 줄어들기 때문에 피검자의 상태를 결과에 반영하기 어렵다.
② 한쪽 눈 검사 시 반대쪽 눈은 확실하게 빛으로부터 완벽히 차단할 것: 완전히 차단되지 않을 경우 반대쪽 눈 검사 시 자극을 먼저 받은 상태에서 검사를 시행하기 때문에 진폭이 낮을 수 있다.
③ 각막전극에 셀룰로오스 유도체를 바를 때 기포가 생기지 않도록 한다.

5) 임상시각전기생리학회(ISCEV) 표준 망막전위도 검사종류와 조건(6가지 기본 반응)

ERG test 종류	암순응/명순응시간	자극 강도		자극 간격
		Photopic cd·s·m	Scotopic cd·s·m	
Dark-adapted 0.01 ERG	DA ≥ 20분	0.01	0.025	≥ 2.0 s
Dark-adapted 3.0 ERG	DA ≥ 20분	3.0	7.5	≥ 10 s
Dark-adapted 10.0 ERG	DA ≥ 20분	10	25	≥ 20 s
Dark-adapted oscillatory potential	DA ≥ 20분	3.0	7.5	≥ 10 s
Light-adapted 3.0 ERG	배경광: 30 cd m ≥ 10분	3.0	7.5	≥ 0.5 s
Light-adapted 30 Hz flicker	배경광: 30 cd m ≥ 10분	3.0	7.5	0.036~0.030 s

출처: ISCEV 표준검사 지침(2015년 기준)

(1) Dark-adapted 0.01 ERG

- 이전 검사명: scotopic ERG
- 20분 이상의 암순응
- 막대세포반응(Rod response)을 확인
- a wave는 거의 나타나지 않고, b wave만 현저해진다(그림 10-6).
- 선천성 야맹증, 주변망막기능 이상

(2) Dark-adapted 3.0 ERG

- 이전 검사명: Maximal combined response
- 20분 이상의 암순응
- 원뿔세포와 막대세포를 같이 자극
- a wave와 최대 b wave 획득(그림 10-6)
- 전체 망막기능평가, 외상성 망막장애, 소아 시력 장애

(3) Dark-adapted 10.0 ERG

- 20분 이상의 암순응
- 원뿔세포와 막대세포를 같이 자극
- Dark-adapted 3.0 ERG보다 강한 빛 자극
- a wave와 b wave 획득(그림 10-6)
- a wave가 보다 명확하게 나타남
- 음성망막전위도 구별을 명확하게 함
- 매체혼탁, 미숙망막

(4) Dark-adapted oscillatory potential

- 이전 검사명: Oscillatory Potentials(진동소파전위)
- 20분 이상의 암순응
- 원뿔세포와 막대세포를 같이 자극
- 진동소파전위를 전기적인 필터를 사용하여 분리(그림 10-6)
- 양극세포(bipolar cell) 기능, 망막허혈상태 반영

(5) Light-adapted 3.0 ERG

- 이전 검사명: Photopic response
- 10분 이상의 명순응
- 배경광으로 막대세포 반응을 억제시킨 후 백색섬광으로 측정

- 정상원뿔 전체 망막전위도의 기록(그림 10-6)
- 선천성, 후천성 피라미드 장애 시 시행

(6) Light-adapted 30 Hz flicker

- 이전 검사명: 30 Hz flicker response
- 10분 이상의 명순응
- 막대세포는 20 Hz 이하의 자극빈도에 반응하며 30 Hz 이상 자극에 반응하지 않음(그림 10-6)
  : 원뿔세포 반응의 선택적 평가 가능
- a wave, b wave 구별되지 않음

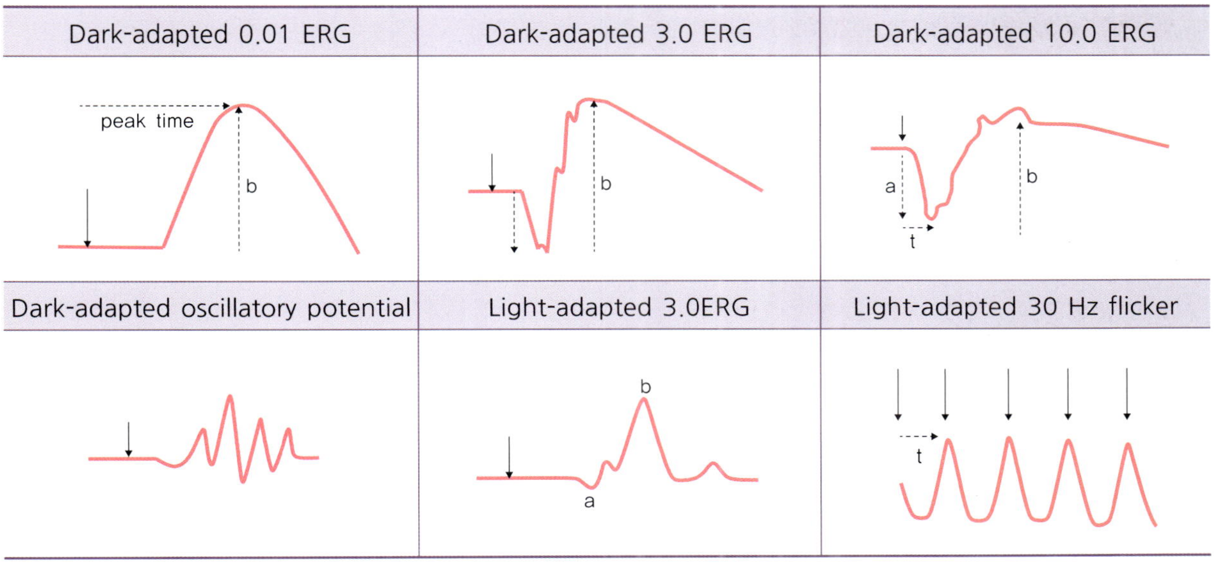

그림 10-6. 표준망막 전위도, ISCEV(2015년 기준)

6) 검사에 영향을 주는 요인

① 자극광의 강도: 자극광의 강도가 약한 경우 b파만 기록되나 자극광이 강해질수록 a파와 진동소파가 기록되며 b파의 진폭도 증가한다.

② 암순응: 암순응 시작 후 단시간 내에 진폭의 변화가 나타나나 약 15분 후에는 거의 변화가 없다. 단, 야맹증 피검자의 경우, 장시간의 암순응 시 망막전이도 진폭의 증가여부를 확인하여야 한다.

③ 명순응: 임상시각전기생리학회(ISCEV)의 기준상 명순응은 10분 이상 진행하고 명순응 시간이 길어질수록 명순응 전체 망막전위도의 진폭이 증가하게 된다.

④ 동공 크기: 통상 변화하는 동공에서 망막에 도달하는 빛의 양적 변화는 약 1.5 log이다. 따라서 자극광의 강도를 아주 높이면 동공의 영향은 미미하나 약한 자극광에서는 영향이 크다. 따라서 산동이 불가능한 경우에는 강한 자극광을 사용한다.

⑤ 자극받는 망막의 면적: 가능한 넓은 면적을 자극하기 위하여 반구형의 Ganzfeld 자극장치와 콘택트렌즈형 +10.00 디옵터 렌즈를 부착시켜 초점이 수정체후낭 0.4 mm 후방에 맺히도록 하거나 diffuser를 부착하여 사용한다.

⑥ 연령: 생후 6개월까지 망막전위도 진폭이 점차 증가하나 그 후부터는 거의 변화가 없으며 연령이 많을수록 감소한다. 신생아에서는 성인보다 강한 자극광이 필요하다.

⑦ 혼탁: 매체혼탁(백내장)의 경우 망막전위도의 진폭이 감소될 수 있다.

⑧ 성별 차이: 안구의 직경과 안축장이 동일한 경우 여자에서 b파의 진폭이 약 10% 정도 크다.

7) 임상 응용

- 망막박리 및 수술 후의 기능회복 검사
- 유전성 망막질환의 진단(망막색소변성, 야맹증)(그림 4-7)
- 주변부 망막질환과 황반질환
- 시신경 질환 등을 구별
- 기질적 혹은 기능적 원인의 시력장애 감별
- 후부 염증질환이나 허혈망막질환에서의 망막기능을 평가하고 예후판정
- 매체 혼탁, 안외상, 안내이물 등에서 망막상태 파악
- 영아 시력장애의 원인 분석

8) 결과지 판독(그림 10-7, 10-8)

임상노트

망막 색소 변성증(Retinitis Pigmentosa)

- 유전적으로 진행성의 막대와 원뿔 광수용체의 변성을 보이는 질환으로 대부분 초기에 야맹증이 나타나고 점점 시야가 줄어들면서 터널 시야 현상을 보인다. 이러한 증상을 동반하면서 시간이 지나 원뿔세포가 변성을 나타내어 실명에 이르게 되는 질병이다.
- 안과적 검사에서 안저 소견은 망막색소변성, 망막색소상피의 위축, 탈색소화가 뚜렷하고 망막전위도검사에서는 전체적으로 평평한 망막전위도의 소견을 보인다.
- 현재 치료법은 없고 인공망막, 유전자치료, 줄기세포를 이용한 치료가 개발 중에 있다.

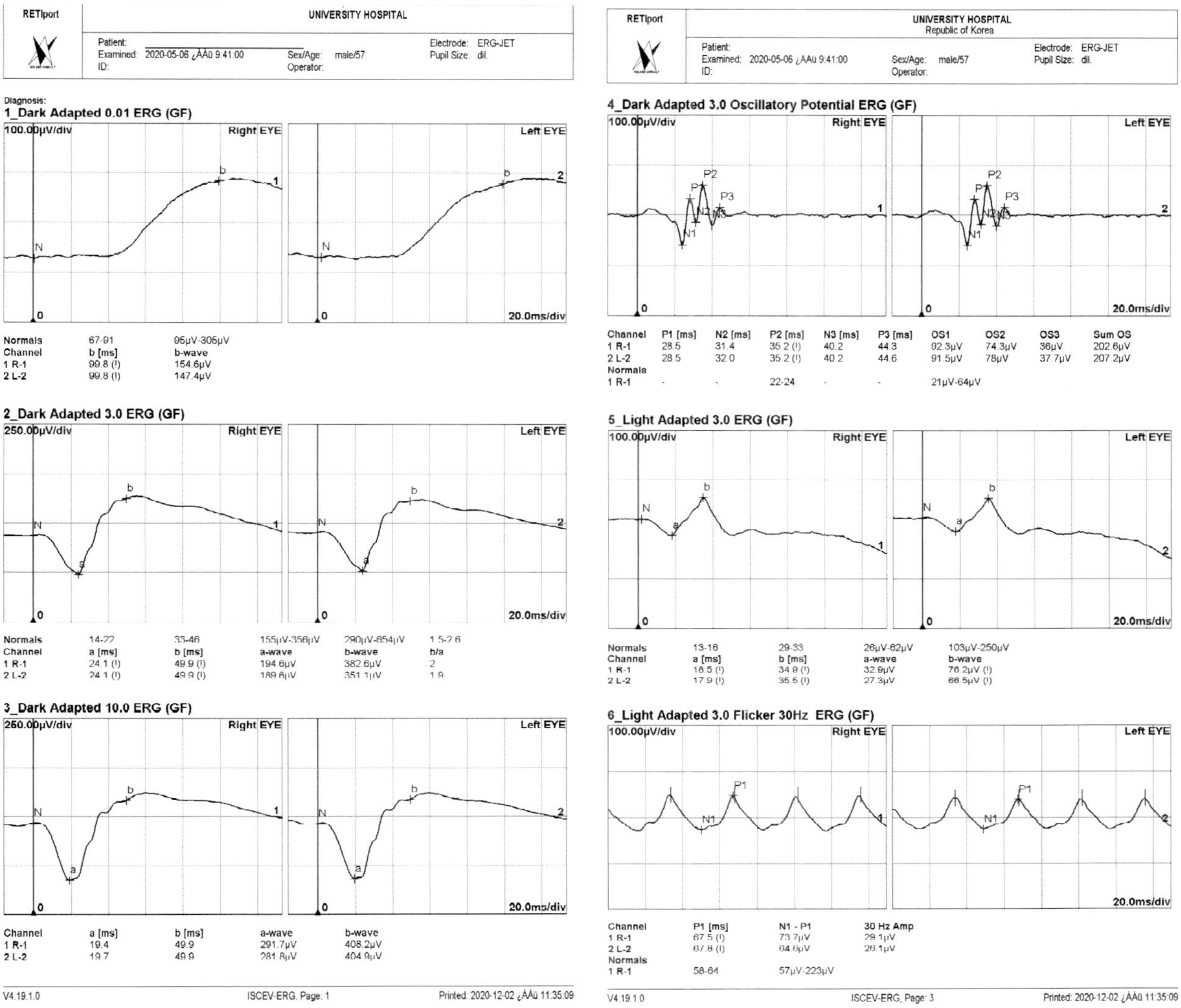

그림 10-7. ERG 결과지

(좌) 암반응: Dark-adapted 0.01 ERG, Dark-adapted 3.0 ERG, Dark-adapted 10.0 ERG

(우) 명반응: Light-adapted 3.0 ERG, Light-adapted 30 Hz flicker

6가지 검사를 시행하고 파형을 분석하여 **그림 4-8**과 같이 질환을 판독할 수 있다.

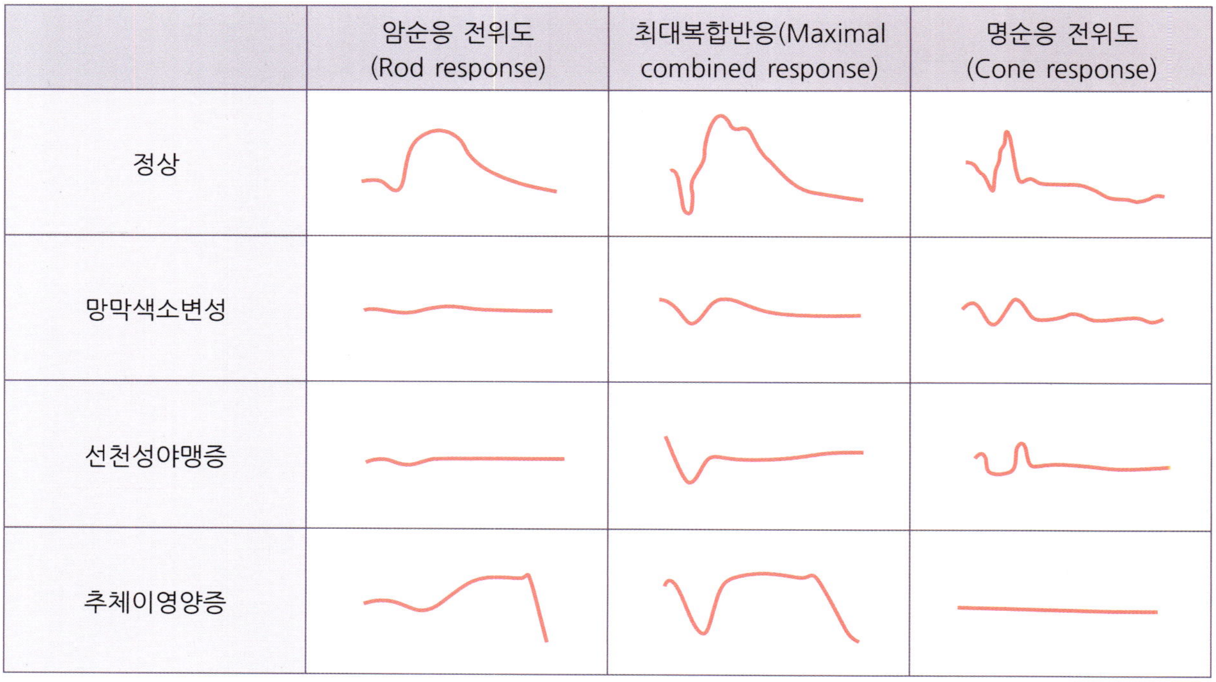

그림 10-8. 질환별 망막전위도 형태

2. 다초점 망막전위도검사(Multi-focal electroretinography, mfERG)

다초점 망막전위도검사는 기존 망막전위도검사가 전체적인 전위도를 알 수 있었던 점과 달리 국소적인 망막의 전위도를 알 수 있는 특징이 있다. 또한 형태적 검사(안저검사, 빛간섭단층촬영검사)와 기능적 검사(망막전위도검사)의 동시 시행으로 진단의 정확성을 얻을 수 있다.

1) 검사 목적 및 원리

국소적인 망막 병변을 평가하기 위한 검사로 측정 범위는 망막 중심 40~50도 내에 61개의 육각형 자극 또는 103개의 육각형 자극으로 나누어 각각의 망막전위도를 동시에 얻을 수 있는 검사 방법이다(그림 10-9).

표준자극지침에 따라 검사를 시행한다. 랜덤처럼 보이지만(pseudo random) 규칙이 있는 방식에 따라 6각형의 흑백색 자극을 주고 그에 반응하는 신호를 가지고 망막전위도를 계산한다.

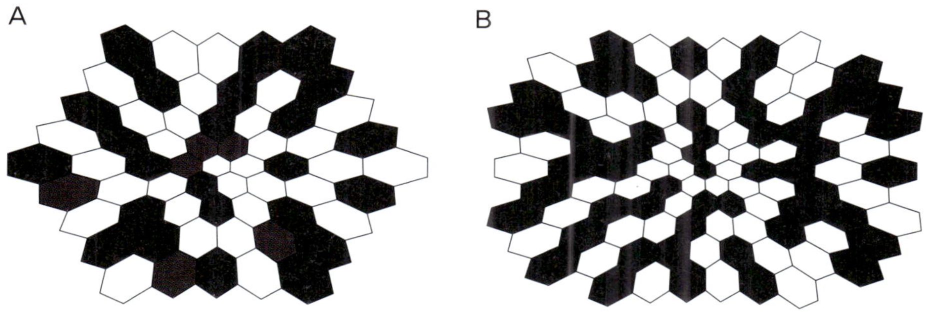

그림 10-9. 6각형의 mfERG의 자극(A: 61segments, B: 103segments), ISCEV standard(2011 update)

2) 검사방법

• 피검자가 태양빛이나 안저촬영과 같은 밝은 빛에 노출된 경우에는 선순응을 한다.

① 산동제를 점안하여 환자의 눈을 최대로 산동한다.

② 각막전극을 제외한 나머지 전극(기준전극, 접지전극)을 부착한 후 임피던스를 체크한다.

• 기준전극은 눈의 양쪽 눈확(안와)에 부착하고 접지전극은 이마중앙에 부착한다. 장비에 따라 귓불에 부착하는 경우도 있다.

③ 단안 또는 양안 검사에도 전극은 양쪽 다 부착한다.

④ 점안 마취제를 점안하고 콘택트렌즈형 각막전극을 부착 후에 검사를 실행한다.

⑤ 환자 얼굴을 턱 받침대에 올려놓고 중앙에 주시점을 보도록 유도한다.

⑥ 61개의 육각형 자극으로 할 경우 최소 8회 이상 검사, 103개의 육각형 자극으로 할 경우 최소 12회 이상 검사를 한다(그림 10-10).

⑦ 반대쪽 눈도 같은 방법으로 진행한다.

⑧ 검사가 끝나면 전극을 분리한 후 각막과 피부를 닦아 주고 검사를 종료한다.

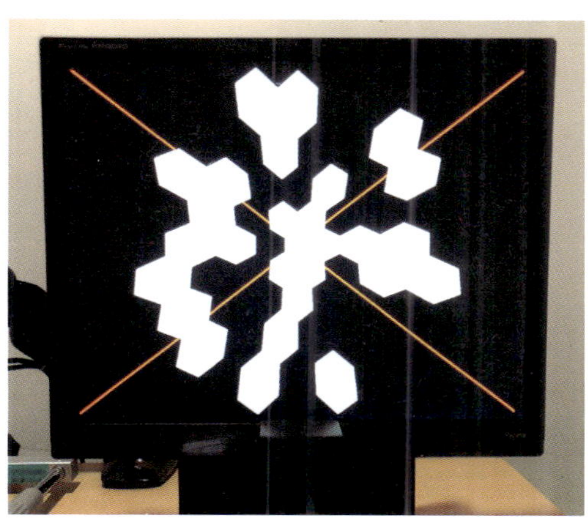

그림 10-10. 자극기가 자극 시 LCD 모니터상에서 육각형의 빛을 내어 망막을 자극한다.

3) 검사 시 주의사항

① 주시상태가 항상 자극화면 중심에 위치해야 한다.
: 검사과정의 어려움으로 인해 주시점에 대한 주시가 제한이 있으면 쉬면서 진행한다.

② 1회 검사가 끝난 이후 결과를 보고 주시점이 틀릴 경우 재검사를 실시한다.

③ 점안 마취는 검사 직전에 점안을 하고, 기준전극(reference) 및 접지전극(ground), 각막렌즈인 기록전극(record)을 부착한 후 임피던스를 체크한다. 이때 임피던스는 전류의 흐름을 방해하는 정도를 나타내는 수치로 5 kΩ 이하가 되도록 한다.

④ 콘택트형 각막렌즈는 감염 방지를 위해 1회만 사용하도록 한다.

⑤ 눈 움직임으로 비정상파의 혼입이 생기면 다시 진행한다.

4) 임상적 의의

① 유전성 망막질환, 황반질환의 평가, 국소적 추체기능 확인, 시신경 질환과의 감별(그림 10-14)

② 국소적으로 발생하는 망막외층의 손상과 그 외 부분 손상의 감별진단에 유용(그림 10-15)
: 시야 검사와 같이 시행하여 시야 결손 부위와 다초점 망막전위도 검사 소견이 일치하면 망막 질환일 가능성이 매우 높다.

5) 해석 및 판정

① 결과를 해석하기 위해서는 3가지 종류의 데이터를 분석할 수 있는데, 종류로는 trace array, 3차원 지형도, group averaging trace가 있다.

② 정상적으로 음성파인 N1, N2와 양성파인 P1 파형이 나온다. N1은 전체 시야 망막전위도의 a파 생성에 기여하는 것과 동일한 세포 성분의 활동으로부터 발생하고 P1은 b파와 진동소파전위의 생성에 기여하는 세포에서 기원한다(다초점 망막전위도의 N1, P1은 수학적 계산으로 도출해 낸 파형으로 a파, b파로 부르지 않음).

③ Trace array는 검사 종류에 따라서 61 segments 및 103 segments 전체를 각기 다른 별개의 망막에서 발생하는 국소적 망막전위도로 나타난다(그림 10-11).

④ 3차원 지형도는 P1의 진폭과 반응도달 시간을 3차원으로 구성한 이미지로 정상은 중심부가 가장 높고 주변으로 갈수록 낮아진다. 침하된 부분은 망막 부분의 기능 저하로 나타난다(그림 10-12).

⑤ Group averaging trace는 trace array를 통해 측정된 망막전위도를 망막중심오목(fovea centralis)을 중심으로 5개의 concentric ring에서 나오는 반응들을 그룹화하여 분석한다. ring의 값은 중심부에서 주변부로 갈수록 작아진다(그림 10-13).

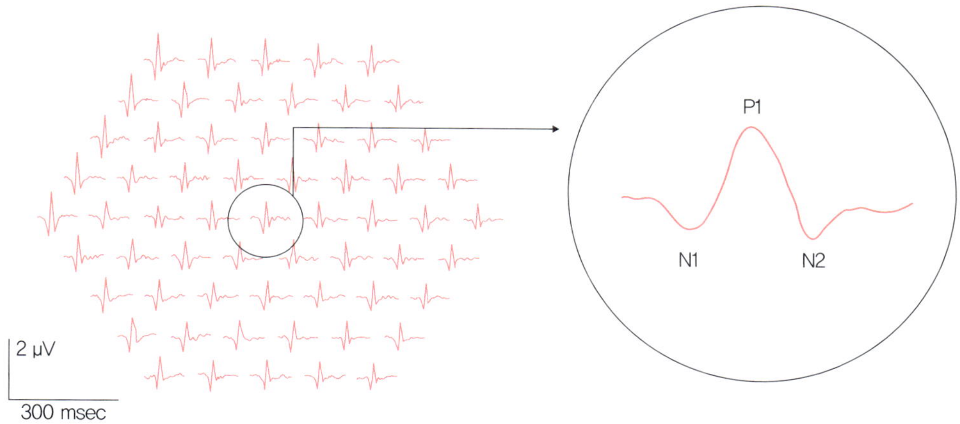

그림 10-11. Trace array 결과와 기본파형

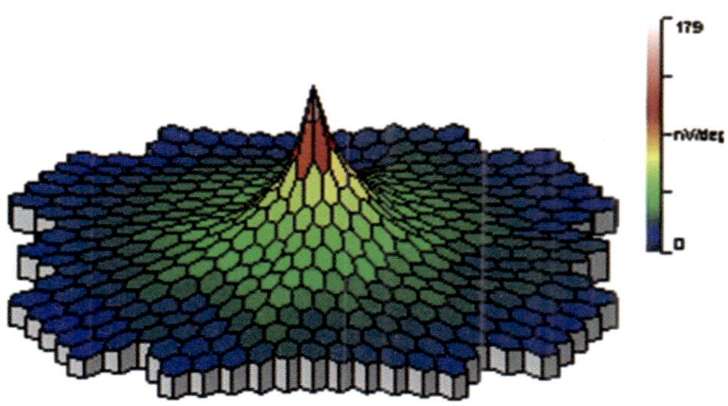

그림 10-12. 3차원 지형도

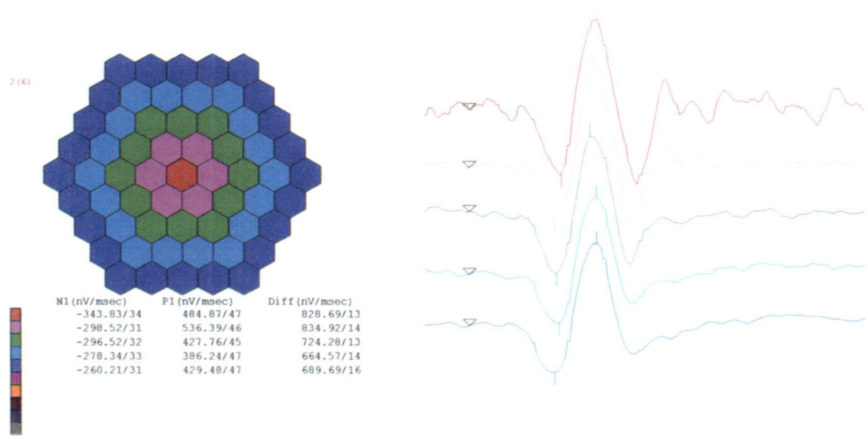

그림 10-13. Group averaging trace

6) 검사에 영향을 주는 요인

① 연령: 나이가 많아질수록 진폭은 감소하고, 반응도달 시간은 증가한다. 중심부에서 그 특징이 더 잘 나타난다.

② 혼탁: 백내장 때문에 수정체 혼탁이 생기면 빛이 산란되어, 황반부의 진폭이 감소하고 주변부의 진폭은 증가할 수 있다.

③ 안구길이: 근시가 있을 경우 안구길이가 길어 진폭이 감소하고 반응시간이 증가한다.

7) 결과지 판독(그림 10-14, 10-15)

임상노트

황반변성(Macular degeneration) (그림 10-14)

시각세포가 많이 존재하는 황반은 중심시력을 담당하는 곳으로 나이가 들거나 흡연, 유전적 요인, 심혈관계질환 등에 의해 변성이 생겨 시력이 감소된다.

황반변성은 건성(비삼출성, 비신생혈관성)과 습성(삼출성, 신생혈관성)으로 구분할 수 있고 건성은 초기의 경우 망막아래 드루젠이라는 침착물이 생기고, 망막색소상피의 소실 등 변성을 일으키며 후기에 비정상적인 맥락막신생혈관이 생성되어 출혈, 지방 삼출물로 인해 황반에 영향을 준다. 건성은 초기에는 시력저하를 호소하지 않지만, 서서히 망막과 맥락막 위축이 동반되면서 실명할 수 있다. 증상은 시력이 감소하고, 물체가 휘어지거나 찌그러져 보이며, 시야 중심에 암점이 생긴다.

망막전위도검사를 통해 망막중심부의 전위도가 낮은 것을 확인하고 형광안저조영술(FAG), 인도시아닌그린혈관조영(ICG)검사를 시행하여 신생혈관의 유무와 특징, 병변의 경계를 확인할 수 있다.

현재 치료방법은 맥락막신생혈관의 진행을 늦추기 위하여 레이저 광응고술, 망막에 영향을 주지 않고 맥락막신생혈관만 치료하는 광역학요법, 항혈관내피성장인자를 사용할 수 있다.

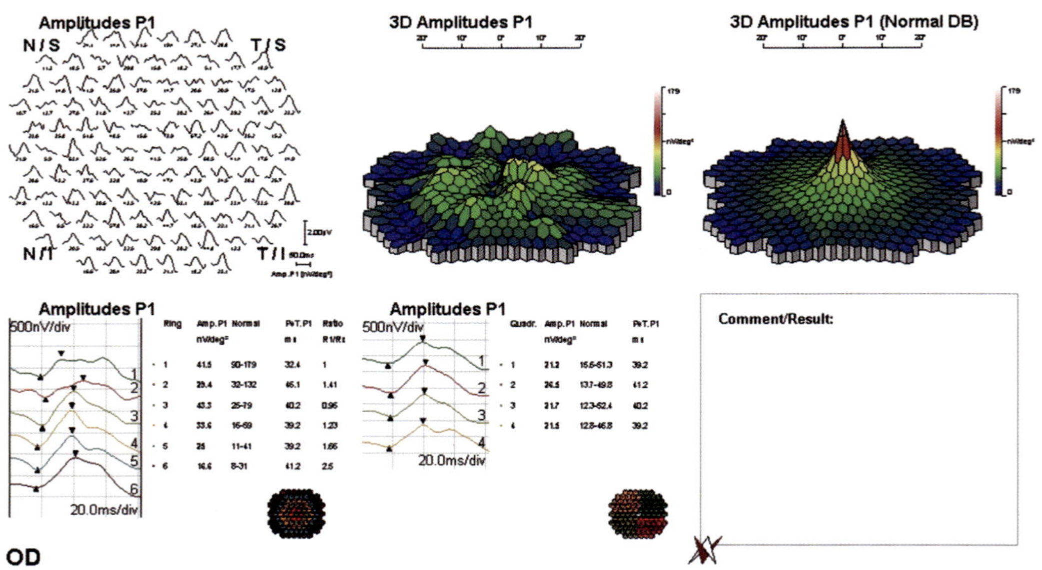

그림 10-14. 황반변성 질환
중심 부분 전위도가 낮은 것을 확인할 수 있다.

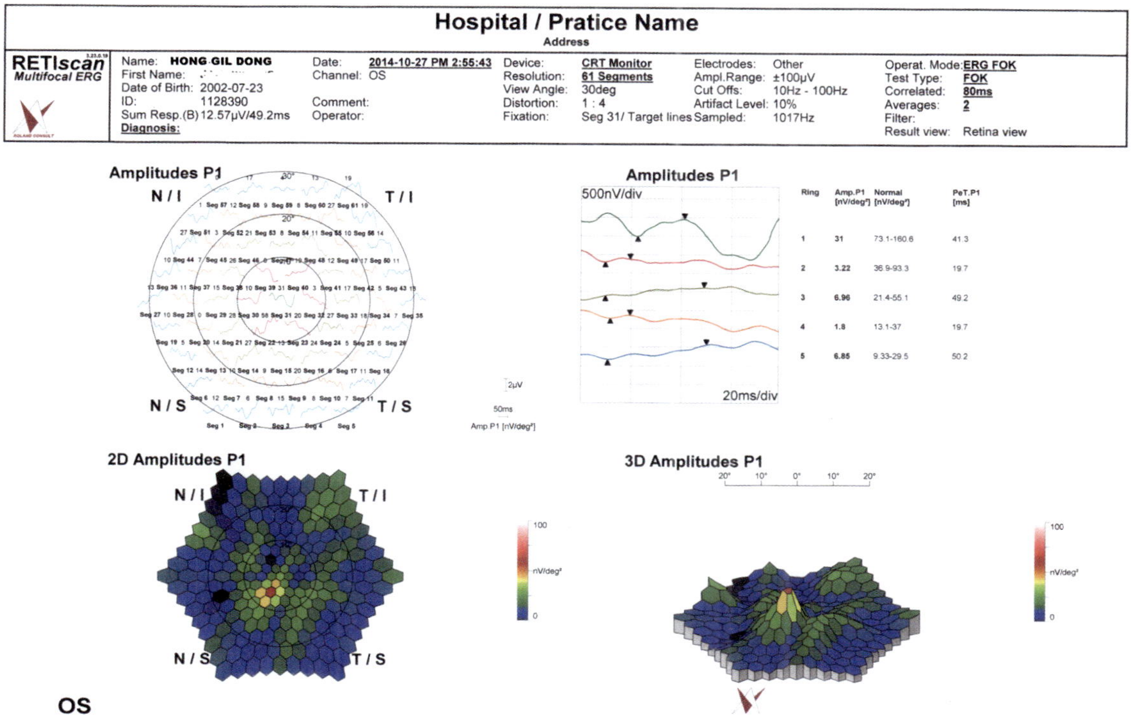

그림 10-15. 망막색소상피 변성증

다초점 망막전위도에서는 망막 주변부의 전위도가 낮고 시야 검사에서는 중심 시야만 남아 있는 상태이다.

3. 눈전위도(electrooculogram, EOG)

1) 눈전위도검사의 목적 및 발생원

눈은 항상 전하를 띠고 있으며, 안구의 전후, 즉 각막은 양의 전위 상태, 망막은 음의 전위 상태를 가진다. 각막과 망막 사이에는 항상 일정한 전위차(1 mV)가 존재하는데 이 전위를 상존전위(standing potential), 각막-안저 전위(corneo-fundal potential)라 한다.

이 전위차의 발생에는 안구의 모든 조직이 관여하나 그 90% 이상을 망막색소상피(retinal pigment epithelium, RPE)가 기여하기에 눈전위도검사는 망막색소상피의 기능을 반영한다고 할 수 있다. 즉, 상존전위는 망막색소상피를 통한 상피 간 전위를 주로 나타낸다.

정상적인 눈전위도에는 정상적인 시각세포, 망막색소상피, 맥락막순환, 망막순환 등이 관여한다.

2) 검사원리

일반적으로 안구 전후 간의 전위차를 직접 측정하기는 불가능하기 때문에 눈전위도에서 상존전위를 간접적으로 측정하는데, 눈의 코쪽과 귀쪽에 부착한 피부전극을 통하여 분극된 눈의 공간적인 방향을 탐지해 낼 수 있다는 사실을 이용한다.

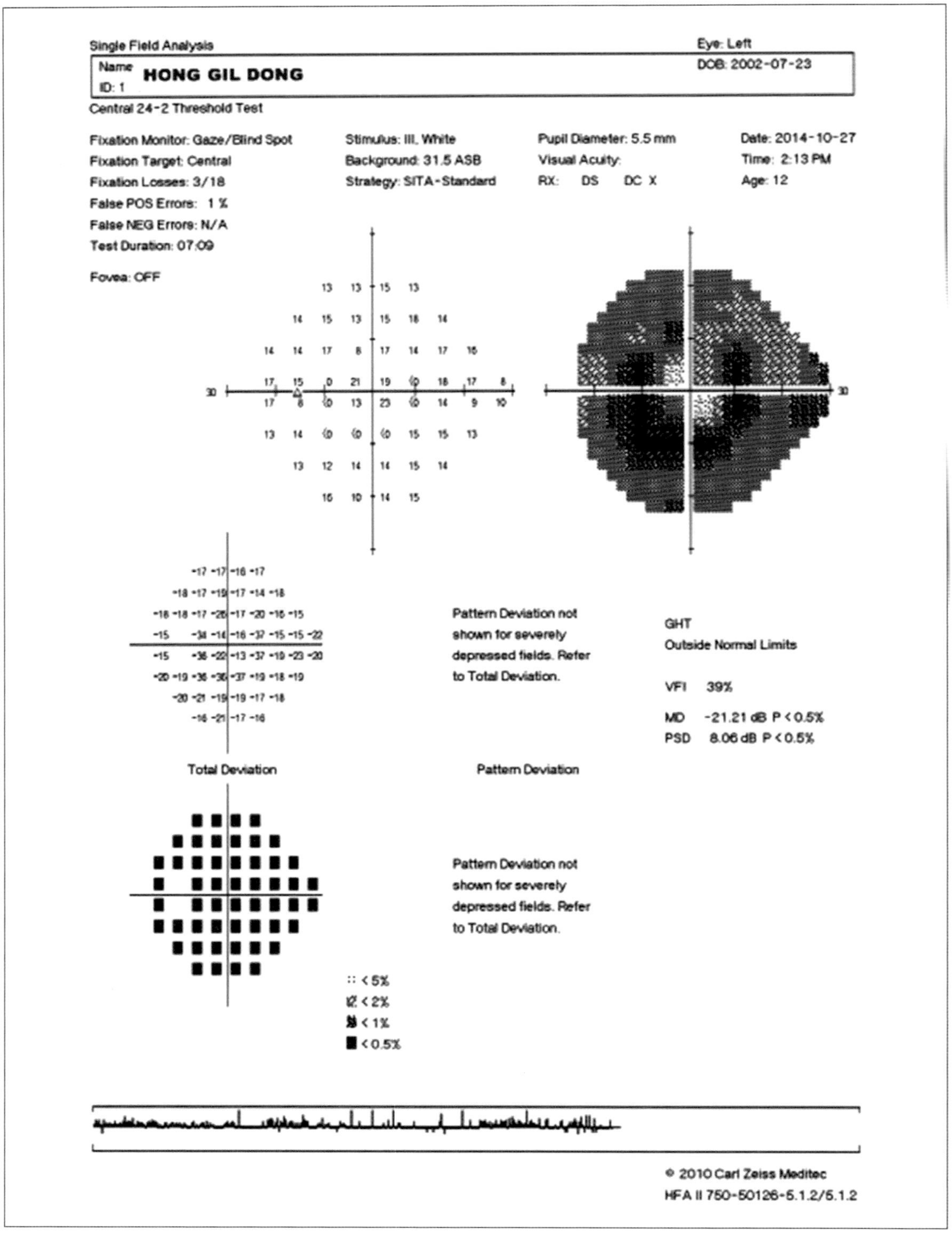

그림 10-15. 망막색소상피 변성증(계속)

다초점 망막전위도에서는 망막 주변부의 전위도가 낮고 시야 검사에서는 중심 시야만 남아 있는 상태이다.

안구의 수평운동 시 각막전극은 양전위, 망막전극은 음전위이기 때문에 피검자가 주시점의 불빛을 보고 눈을 움직일 때 나타나는 양전극 간의 전위 변화를 기록하여 안구운동의 정량적 분석과 망막색소 상피의 기능을 알아볼 수 있다(그림 10-16).

전위 변화의 기록은 명순응 최고치(LP=Light peak)와 암순응 최저치(DT=Dark trough) 반응의 진폭(아덴비율=LP/DT)을 측정하여 망막전위도검사와 비교한다(그림 10-17).

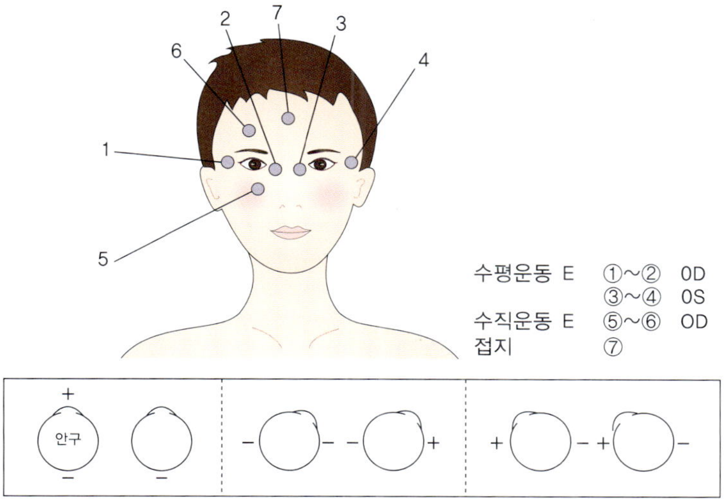

그림 10-16. EOG 전극 부착 부위 및 운동 방향

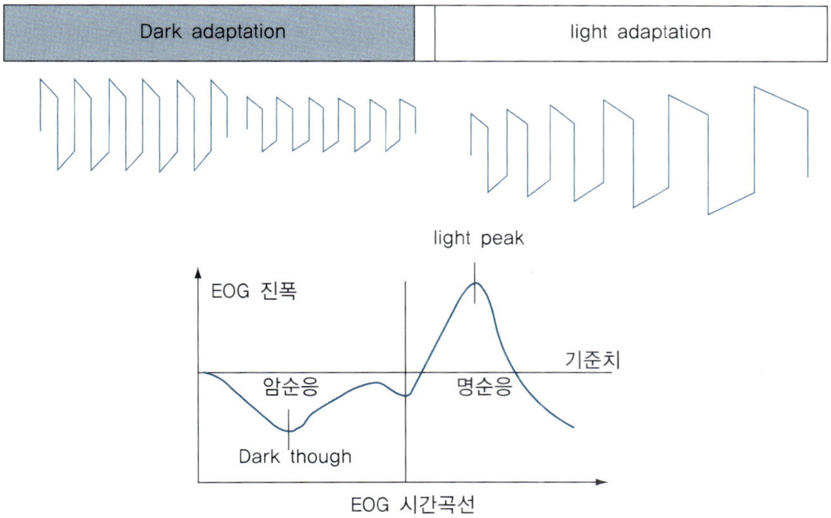

그림 10-17. 눈전위도 파형의 형성

사각의 파형을 띄는 원인은 눈이 외측 주시 시 각막이 양전위를 띄는 상태로 외각에 붙인 전극에는 양전위, 눈이 내측 주시 시에는 외각에 붙인 전극이 음전위를 띄고 있는 망막과 가까워져 음전위를 띄기 때문이다.

3) 눈전위도의 검사 조건

(1) 전극(Electrode)

뇌파, 심전도에서 사용하는 비분극성(nonpolarizable) 피부전극을 사용한다. 바닥선이 동요하는 경우(baseline drift)에는 분극성 전극을 필요로 한다(그림 10-18).

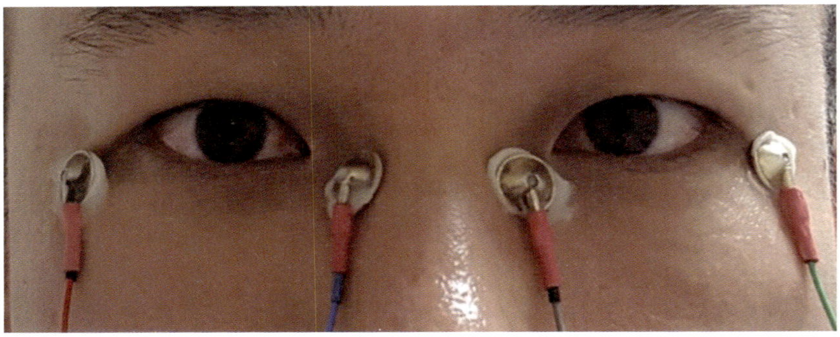

그림 10-18. 기록전극의 부착 위치-내외 안각 피부에 부착

(2) 자극기(Stimulator)

전체 시야 자극기(ganzfeld dome)를 사용하여 전체 시야를 균등하게 밝혀주는 조건에서 이마와 턱을 고정시킬 수 있도록 한다. 2개의 주시등(fixation light)은 중심에서 수평으로 좌우 각 15도씩 떨어진 곳에 위치하도록 한다.

(3) 배경조명(Dark & Light)

암순응 시에는 최소 밝기 상태의 주시등만 켜 놓은 상태로 어두운 환경을 유지해야 한다. 명순응 시에는 전체 시야 자극기에 균등하게 밝혀줄 수 있도록 조명을 조절한다.

동공 산동(dilated pupil) 시에는 조도 100 photopic cd/m^{2}이고 비산동(undilated pupil) 시에는 조도를 높여 약 400 photopic cd/m^{2}로 명순응시킨다. 광원은 흰색으로 한다.

(4) 증폭과 여과(Amplification & filter)

단속성 눈운동(saccadic eye movements)이 사각파형(square wave)으로 나타날 수 있도록 대역 통과 필터(band pass filter)는 0~30 Hz나 0.1~30 Hz 사이로 맞춘다. 30도 간격의 단속성 눈운동을 하게 되면 0~30 Hz 기준에서 진폭은 250~1,000 μV이다. 이상적인 기록을 위해서는 직류증폭이 좋지만, 바닥선의 동요 때문에 일반적으로 사용이 어렵고, 교류증폭을 추천한다.

4) 검사방법

① 피검자의 동공을 산동시킨다. 명순응 시 망막조도와 눈전위도 진폭은 비례하므로 동공의 크기는 가능한 전체(full) 산동으로 일정하게 한다.

② 피검자는 실내조명에서 15분간 선순응을 한다. 검안경이나 안저사진기 등 밝은 빛에 노출된 경우 60분 이상 선순응을 한 후 검사를 진행하여야 한다.

③ 기록전극을 양안 내외안각 피부에 부착하고 접지전극은 이마에 부착 후 임피던스를 체크한다 (그림 10-8).

④ 일정한 밝기의 실내등 아래에서 수분 간 30도 범위를 반복하여 이동하는 시표를 따라 수평운동을 하고 측정되는 안정된 진폭의 기준값(base value)을 얻는다.

⑤ 암순응 검사: 실내 등을 끄고 고정등(fixation light)을 켠 상태에서 10~15분가량 암순응을 하고 파형을 관찰하면서 1분 간격으로 5~6회 관찰한다. 암순응 직후에는 일과성 진폭의 증가가 나타난 후 점차 감소하여 10분 전후에서 최저치의 진폭을 나타내며 그 후에 약간 증가한다. 이때 최저치를 암순응 최저점(dark trough)이라 한다.

⑥ 명순응 검사: 15분간의 암순응 검사 후 바로 실내등을 켜 100 photopic cd/m^{2}로 명순응시킨다. 이때 초기에는 눈부심이 있어 눈뜨기가 힘든 경우도 있으나 눈을 뜨도록 지시한다. 명순응도 1분 간격으로 측정하며 눈전위도 진폭은 명순응 시 급격히 커져 8분 전후에 최대치에 달하며 그 후 서서히 감소하는데 이 진폭의 감소를 확인한 후 검사를 끝낸다. 중간에 쉬는 동안에도 눈을 감지 않도록 주의해야 한다. 명순응 시 눈전위도의 최대진폭을 명순응 최고점(light peak), 진폭의 증가과정을 명순응 진폭 증가(light rise)라고 한다.

⑦ 검사가 끝나면 전극을 분리하고 피부를 세척한 후 검사를 종료한다.

5) 검사 시 주의사항

- 검사자의 턱과 이마를 고정하고 주시점(target)을 놓치지 않고 정확히 따라 볼 수 있도록 한다.
- 눈의 근육에 힘을 주지 않고 자연스럽게 볼 수 있도록 주의시킨다.
- 전극 저항을 5 kΩ 이하로 한다.
- 필히 암실에서 측정한다.
- 눈전위도의 L/D의 비는 연령, 동공 간의 거리, 홍채색소, 굴절도, 안축장, 안구돌출도, 각막 곡률반경, 일교차 등에 의하여 통계학적으로 유의한 차이가 나타나나 임상영역에서는 문제되지 않는다.

6) 분석 및 판독

눈전위도는 망막전위도가 비정상적인 경우에는 대부분 비정상적으로 나오기 때문에 항상 망막전위도와 같이 측정하여 비교하여야 한다.

정상적으로 암순응 시 최저치 진폭은 10분 전후로 나타나고 명순응 시 최고치 진폭은 8분 전후로 나타난다. 이를 기준으로 전자는 최저점(dark trough, DT), 후자는 최고점(light peak, LP)을 측정하여 명순응 최고점(LP)을 암순응 최저점(DT)으로 나눈 비율인 아덴 비율(Arden ratio)을 구하여 기준에 따른 판독을 한다(그림 10-19).

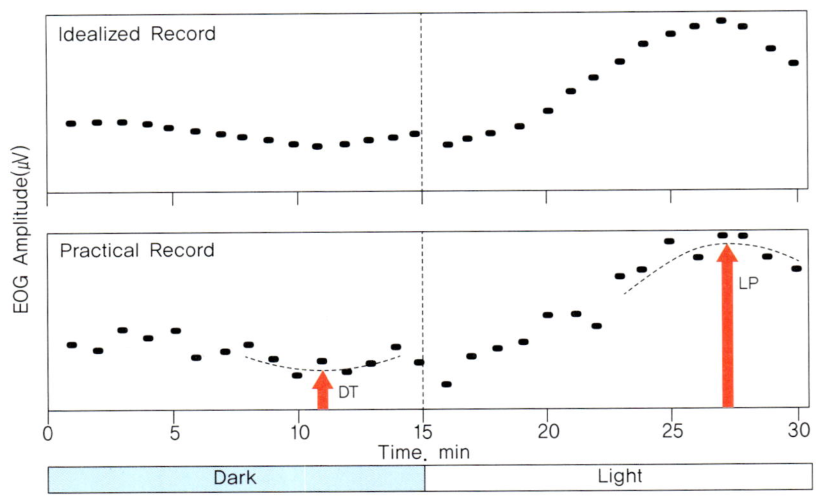

그림 10-19. 눈전위도의 파형

위-이상적 기록, 아래-실제 기록으로 DT는 암순응 최저점, LP는 명순응 최고점을 나타낸다. 이를 통해 아덴 비율을 구한다.
ISCEV standard (2010 update)

7) 임상적 응용

- 눈전위도검사 대상 질환
  - 노인성 황반 변성
  - 선천성 황반 변성
  - 염증성 황반부 질환
  - 망막색소상피 변성증
  - 망막 혈관 장애

8) 결과지 판독

결과지의 아덴 비율 값을 확인하고 기준치와 비교하여 판정한다(그림 10-20, 표 10-2).

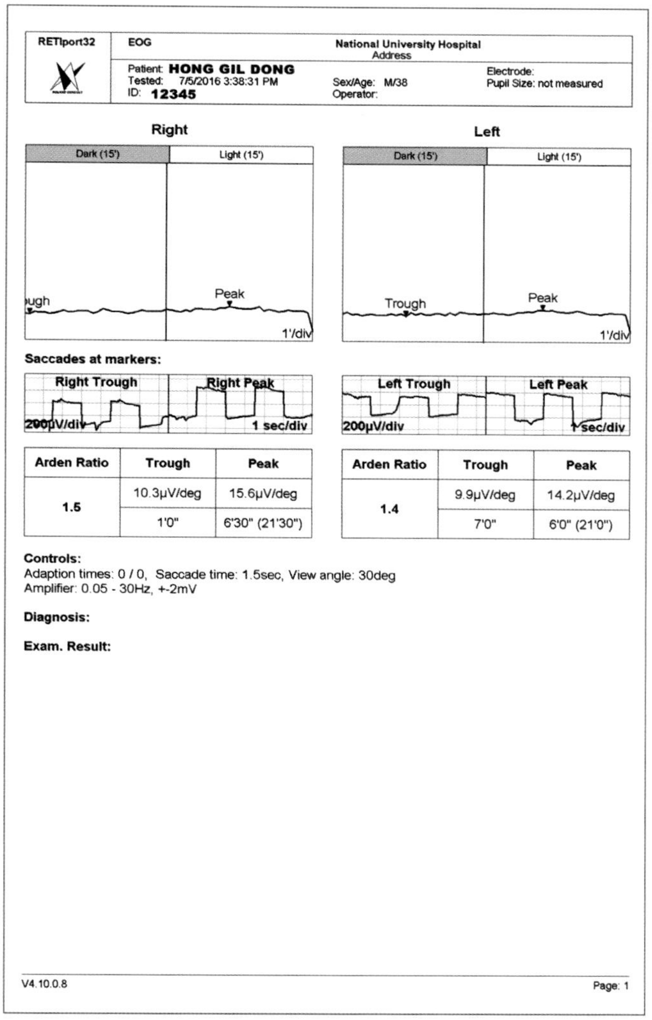

RETIport32	EOG	National University Hospital Address
	Patient: HONG GIL DONG Tested: 7/5/2016 3:38:31 PM ID: 12345	Sex/Age: M/38 Operator: Electrode: Pupil Size: not measured

Arden Ratio	Trough	Peak
1.5	10.3μV/deg	15.6μV/deg
	1'0"	6'30" (21'30")

Arden Ratio	Trough	Peak
1.4	9.9μV/deg	14.2μV/deg
	7'0"	6'0" (21'0")

Controls:
Adaption times: 0 / 0, Saccade time: 1.5sec, View angle: 30deg
Amplifier: 0.05 - 30Hz, +-2mV

Diagnosis:

Exam. Result:

V4.10.0.8 Page: 1

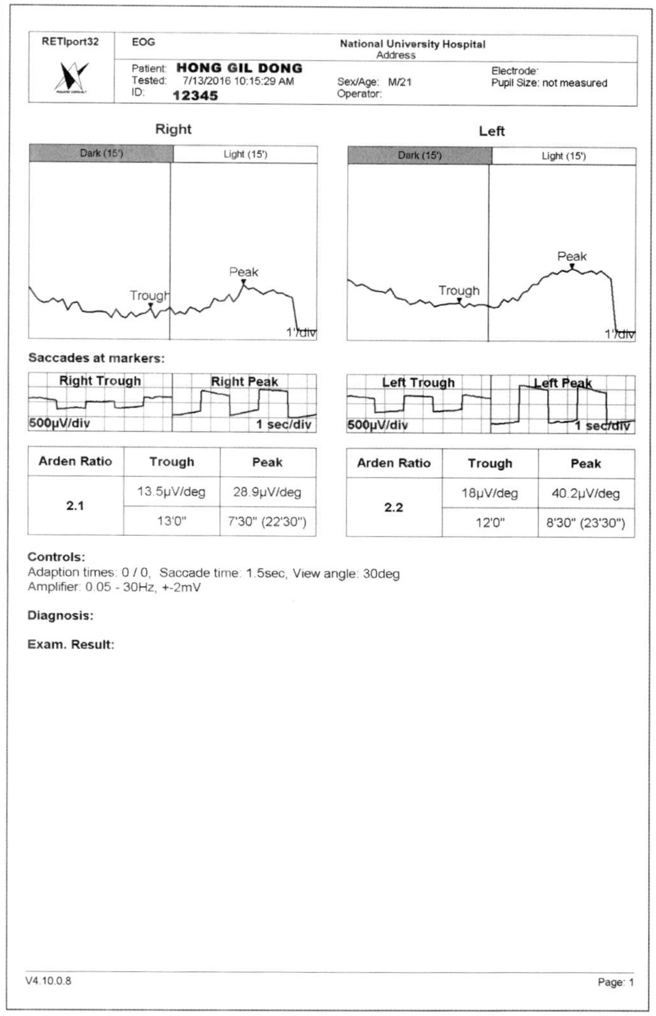

RETIport32	EOG	National University Hospital Address
	Patient: HONG GIL DONG Tested: 7/13/2016 10:15:29 AM ID: 12345	Sex/Age: M/21 Operator: Electrode: Pupil Size: not measured

Arden Ratio	Trough	Peak
2.1	13.5μV/deg	28.9μV/deg
	13'0"	7'30" (22'30")

Arden Ratio	Trough	Peak
2.2	18μV/deg	40.2μV/deg
	12'0"	8'30" (23'30")

Controls:
Adaption times: 0 / 0, Saccade time: 1.5sec, View angle: 30deg
Amplifier: 0.05 - 30Hz, +-2mV

Diagnosis:

Exam. Result:

V4.10.0.8 Page: 1

그림 10-20. 눈전위도 측정 시 아덴 비율 수치를 확인하여 판독한다.

표 10-2. 눈전위도의 판정

판정	기준치
normal	≥ 2.0
subnormal (boderline)	1.5~2.0
abnormal	< 1.5

임상노트

베스트병(Best disease, vitelliform macular dystrophy)

- 유년기, 초기 성인기에 나타나는 황반부에 노른자 모양의 병변이 생기는 질병으로 상염색체 우성으로 유전되고 원인은 BEST1 (VMD2) 유전자이다. 망막색소상피 세포의 세포막의 바닥 측면에 있는 bestrophin 1을 인코딩한다. Bestrophin 1은 염소이온 전도에 중요한 역할을 하고 BEST1 유전자의 변이를 통해 망막색소상피 대사에 영향을 줄 수 있다. 이는 외부 망막 기능에 영향을 미칠 수 있다.
- 베스트병의 진행 단계는 아래와 같다.
  - Stage I (previtelliform): 정상시력을 유지하며 망막색소상피에 리포푸신(lipofuscin)이 축적되는 노른자 모양 병변이 모여지기 전 단계로, 눈전위도가 비정상 소견을 보이고 미묘한 망막색소상피 변화를 보인다.
  - Stage II (vitelliform): 정상, 경도의 시력저하가 나타나고 노른자 모양 병변이 황반부에 모여진다. 30%는 이소성 병변이 나타난다.
  - Stage III (pseudohypopyon): 리포푸신(lipofuscin)층이 나타나고 시력은 2단계와 비슷하다.
  - Stage IV (vitelleruptive): 노른자를 풀어 익힌 모양을 나타내고 시력은 1단계, 2단계와 비슷하거나 감소할 수 있다.
  - Stage V (atrophic): 위축된 상태로 노란색소는 없어지고 중앙 망막색소상피는 위축된다. 시력은 좀 더 감소한다.
  - Stage VI (choroidal neovascularization): 위축에서 좀 더 진행되어 맥락막 신생혈관이 나타날 수 있다. 피검자의 약 20%에서 발생한다.

이러한 과정을 거치면서 시력이 감소한 상태를 유지하다가 급격히 떨어진다는 것을 알 수 있다.
눈의 전기생리학적 검사를 통해 망막전위도는 정상으로 나타나고 눈전위도는 아덴 비율이 1.5 이하로 비정상 소견을 나타내는 것이 가장 큰 특징이다.

※ 좋은 영상을 위한 도움말

- 검사의 특성상 동공을 최대 크기의 산동상태로 유지해야 하는데, 산동이 잘 되지 않을 경우 망막에 도달하는 빛의 양을 늘리기 위해 조명의 밝기를 높여서 검사한다.
- 피검자가 양쪽에 번갈아 빛이 들어왔을 때 미리 예상하여 눈을 움직이지 않도록 충분히 설명한다.

4. 유발전위(visually evoked potential, VEP)

일정한 패턴 문양 및 섬광자극에 의한 시각자극을 통하여 생기는 망막의 전위 변동은 신경절 세포를 거쳐 대뇌 시각겉질에서 유발된다. 시각유발전위는 망막에서 시각겉질까지 시각경로의 이상 여부를 평가하는 검사이다. 일반적으로 유발전위는 저전압이므로 배경에 있는 뇌파와 섞여 있어 기록하기가 어렵기 때문에 대뇌겉질에서 발생하는 여러 전위들을 평균화 과정(averaging)을 거쳐 일정한 형태를 가지고 있는 유발전위를 얻을 수 있다(그림 10-21).

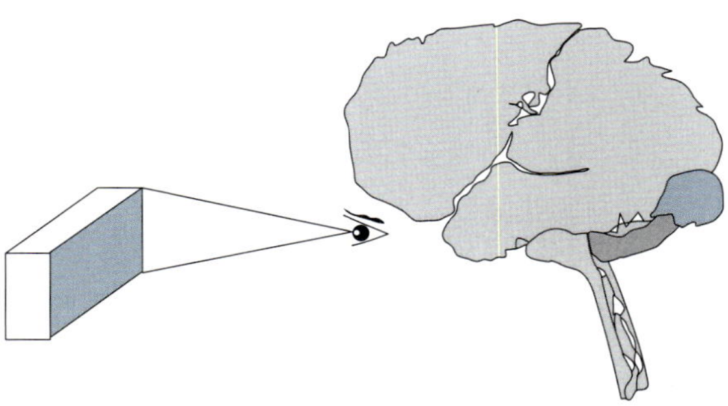

그림 10-21. 시각유발전위의 측정부위

표 10-3. 임상시각전기생리학회(ISCEV) 표준 시각유발전위 검사 조건

시각유발전위 종류	최소 자극 시야범위	자극	평균 밝기 (cd/m2)	대비도(%)	자극빈도
패턴 교차 (pattern reversal)	15도	흑백문양교차	50(40~60)	≥ 80	초당 2회(1.8~2.2)
패턴 점멸 (pattern onset/offset)	15도	흑백문양교차	50(40~60)	≥ 80	on: 200 msec off: 400 msec
섬광 (flash stimulation)	20도 이상	섬광자극	3 cd · s/m2 (2.7~3.4)		1 Hz

출처: ISCEV 표준검사 지침(2016 update)

1) 검사 목적 및 원리

유발전위는 일정한 자극에 대해 대뇌가 받아들이는 일종의 전기적인 표현으로 그 자극을 대뇌겉질까지 연결하고 있어서 그 이동경로에 대한 이상 유무를 알 수 있다. 유발전위는 저전압으로 뇌파와 섞여 있어 기록하는 데 제한이 있지만 평균화 과정을 통해 기록할 수 있다.

시각 자극에 의한 망막전위의 변화가 대뇌겉질에서 전위를 유발하는 시각유발전위는 시각경로 이상 유무를 발견하는 데 유용하다. 시각유발전위는 망막에 빛 자극을 주면 대뇌겉질에서 발생하고 500 msec 이내에서 파형이 나타난다.

시각유발전위는 자극 방법에 따라 패턴 교차 시각유발전위(pattern reversal VEP), 패턴 점멸 시각유발전위(pattern onset/offset VEP), 섬광 시각유발전위(flash VEP)로 구분한다. 도출전극의 위치나 도출방법에 따라 파형의 크기와 모양의 차이가 생길 수 있으며, 검사 시에는 시력을 고려해서 실시해야 하는데, 그 이유는 황반의 기능을 반영하고 있기 때문이다.

P100(P2)이라 부르는 100 msec 점은 positive의 큰 파형으로 망막의 시각신경에서부터 대뇌의 시각겉질까지의 전달시간을 반영한다. 이 시간과 진폭을 판단하여 시각신경로의 장애유무 확인과 반맹검사의 진단과 보조검사, 매체 혼탁으로 인해 안저 상태 확인이 어려운 경우에 이용된다. 또한 간접적인 시력측정에 이용하기도 한다.

2) VEP의 종류

(1) 패턴 교차 시각유발전위 검사(Pattern reversal VEP)

① 자극

흑과 백의 서양 장기판 패턴의 모니터를 통해 자극을 주되 자극의 전체 시야는 최소 15도 이상이 되어야 하고, 밝기는 50 cd/m^2, 대비도는 80% 이상, 교차 속도는 1초당 2회를 사용한다(그림 10-22).

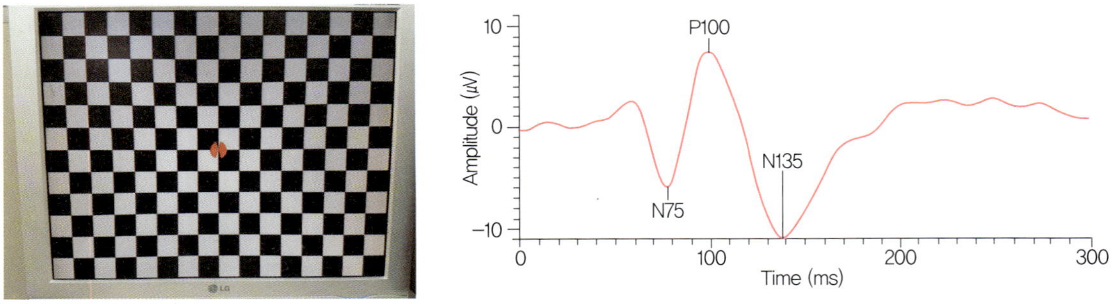

그림 10-22. 패턴 문양(좌), 패턴 교차 시각유발전위의 정상파형(ISCEV, 2016 update)(우)

② 해석과 판정

자극 후 75 msec 후에는 최대 음성파인 N75, 100 msec 후에는 최대 양성파인 P100까지 시간의 잠복기와 진폭을 측정하고 비교한다. 잠복기가 연장되거나 진폭이 작으면 망막에서 시각겉질까지의 경로에 이상이 있다.

③ (시각겉질이 확산광보다 선명한 경계와 대비에 훨씬 민감하여) 패턴 교차 시각유발전위는 섬광 시각유발전위보다 훨씬 더 예민하고 반응의 개인차가 매우 적고 파형분석이 용이하다.

④ 대상

탈수초질환, 시신경 압박, 시신경 위축이 있는 경우에 사용한다.

(2) 패턴 점멸 시각유발전위 검사(Pattern onset/offset VEP)

① 자극

서양 장기판 패턴과 확산배경을 번갈아 가면서 자극한다. 확산배경의 밝기는 서양 장기판 패턴과 똑같이 설정하고 패턴화면의 출현시간은 200 msec, 확산배경은 400 msec로 한다.

② 해석과 판정

C1은 양성파로 75 msec 부근에서 기록되고, C2는 음성파로 125 msec, C3은 양성파로 150 ms℮c에서 기록된다(그림 10-23).

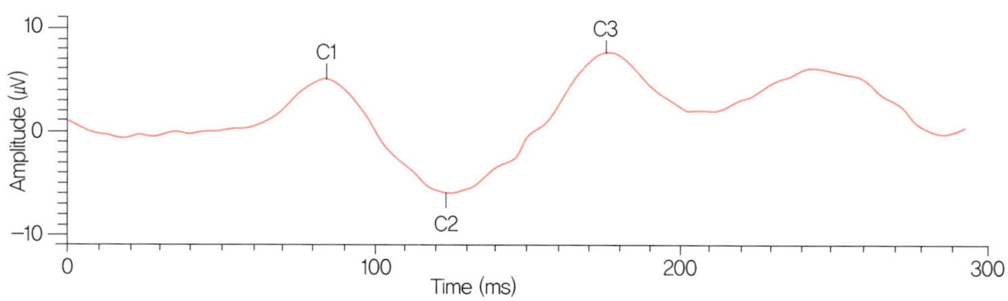

그림 10-23. 패턴 점멸 시각유발전위의 정상파형(ISCEV, 2016 update)

③ 대상

안진환자(안구진탕), 꾀병감별에 사용한다.

(3) 섬광 시각유발전위 검사(Flash VEP)

① 자극

적어도 20도 이상의 시야를 유지하고, 자극의 강도는 3 cd · s/m^2로 검사한다. 망막전위도검사에서 사용하던 전체 시야계를 사용하고 빛 자극은 초당 1회로 검사한다(그림 10-24).

② 해석과 판정

세 개의 양성파와 음성파가 각각 나타난다(N1, N2, N3, P1, P2, P3).

P2(peak delay)는 진폭이 가장 크고, 95~120 msec 정도에서 나타난다. 반응이 지연되거나 파형의 소실, 진폭의 감소가 있을 때 이상소견을 나타낸다.

반응은 정상인도 파형이 제대로 나오지 않는 경우가 있어 개인 간의 파형의 차가 심해 비교하기 어렵고, 양안을 비교하여 이상여부를 판단하며, 단안의 시각경로에 이상이 있는 경우 검사의 의의가 있다(그림 10-24).

③ 대상

섬광 시각유발전위는 영아나 소아와 같이 환자의 협조가 잘 되지 않고, 매체의 혼탁이 있는 경우, 낮은 시력으로 패턴을 인식하지 못하는 경우에 사용한다.

④ 시각경로와 중심망막기능 등의 시각 기능을 평가하는 데 유용하다.

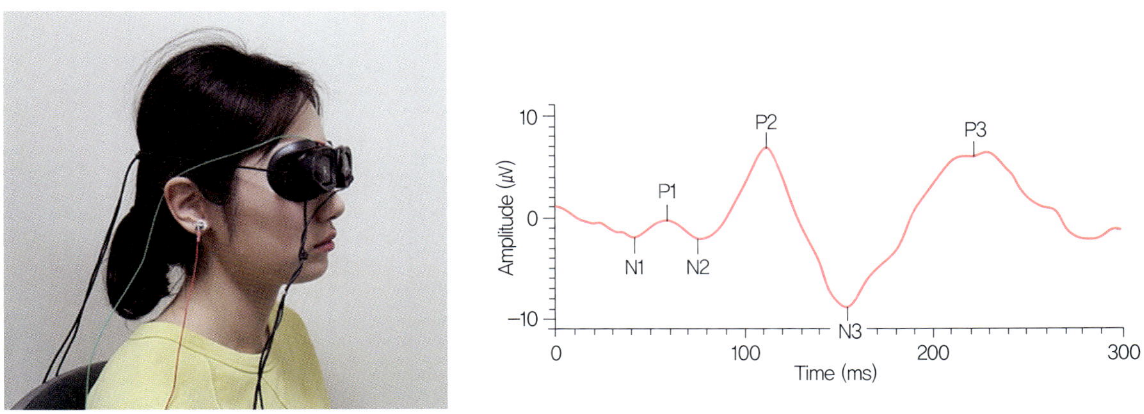

그림 10-24. 고글을 쓰고 섬광 시각유발전위측정(좌), 섬광 시각유발전위의 정상파형(ISCEV, 2016 update)(우)

3) 검사 방법

① 환자의 눈은 산동하지 않고 굴절 교정을 한다.

② 전극을 국제표준기준에 맞춰 부착한다. 기준전극은 미간 사이를 중심으로 위쪽 정중선 Fz에 부착하고, 기록전극은 뒤통수뼈결절(후두결절, inion) 위로 3~5 cm에 부착한다. 뒤통수부 중앙(Oz)뿐만 아니라 좌우로 RO (right occipital), LO (left occipital)에도 기록전극을 부착한다. 접지전극은 귓불에 부착한다(그림 10-25, 10-26).

③ 검사하지 않는 눈은 빛을 차단한다.

④ 자극매체(패턴 모니터, 섬광)에 의해 자극을 주고 시각과 자극의 거리는 1 m를 유지한다.

⑤ 자극 후 유발전위의 특징인 평균화 과정을 거쳐 반응을 기록한다. 반대쪽 눈도 같은 방법으로 진행한다.

⑥ 검사가 끝나면 전극을 분리한 후 피부를 세척하고 검사를 종료한다.

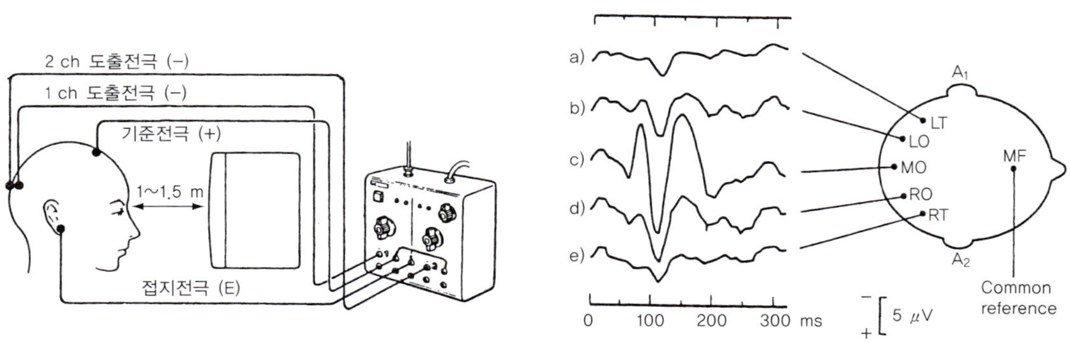

그림 10-25. 패턴 교차 시각유발전위 검사방법

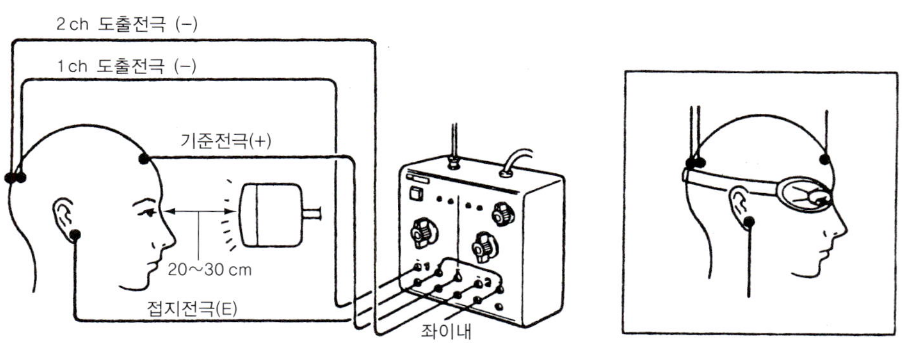

그림 10-26. 섬광 시각유발전위, goggle VEP 검사방법

4) 시각유발전위 검사 결과에 영향을 미치는 요소

① 조명(illuminance): 시각유발전위 검사를 하기 위해서는 실내의 조명을 일정하게 유지시켜야 한다. 실내조명이 밝거나, 패턴의 밝기를 점차 감소시키면 P2의 반응도달시간(latency)이 점차 지연된다. 또한 동공의 크기와 망막의 조명도(retinal illumination) 등을 고려해야 한다.

② 대비(contrast): 패턴의 밝고 어두운 정도에 따라 P2의 반응도달시간(latency)의 결과에 영향을 미치는데, contrast가 떨어지는 경우 P2 latency가 지연되며 진폭이 다소 감소한다.

③ 자극범위(stimulus field size): 시각(visual angle)이 결정되는 요인은 화면의 크기와 거리(distance)에 의한다. 이때 시각(visual angle)이 8도 이상은 되어야 하므로 앞의 계산치에 의해 거리를 조정해야 된다. Yiannikas and Walsh에 의하면 시각유발전위의 약 80%는 중심의 8%에서 반영되고 나머지 20%가 주변부(8~32도)에서 기여하는 것으로 되어 있다. 그러므로 이론적으로 화면의 크기가 적어도 20도 이상이 되어야 충분하다고 할 수 있다.

④ 자극의 크기(check size): 일반적으로 자극의 크기(check size)가 작을수록 진폭이 더 큰 시각유발 전위를 유발하게 된다. P2 반응도달시간(latency)은 약간 지연되어 나타난다.

⑤ 자극의 위치(location of stimulus): 전체 망막 중에서 중심부위 8도 부위가 뒤통수엽(후두엽)의 정점(area17)으로 투사되며, 기타 주변부 망막(retina)의 8~32도 부위는 새발톱피질(calcarine cortex)에 투사되는 것으로 되어 있다.

⑥ 시력: 시력이 교정되지 않아 자극을 인지하지 못해 P2 반응도달시간(latency)이 지연될 수 있기 때문에 시력을 교정하고 시행한다.

⑦ 나이: 나이가 많을수록 P2 반응도달시간(latency)이 지연될 수 있다.

5) 이상소견과 임상적 응용

일반적으로 시각경로와 중심부 망막에 이상이 있는 환자에게 검사를 시행하면 P100의 잠복기 지연이 나타난다(그림 10-27). 주요 시각유발전위 검사를 실시하는 임상질환을 알아보면 다음과 같다.

① 매체 혼탁의 경우(유리체 출혈, 백내장, 각막혼탁)-혼탁으로 알 수 없는 망막의 병변, 시신경 이상 질환을 찾는 데 적용된다.

② 망막질환-황반변성(macular degeneration), 황반원공(macular hole)

③ 시신경병증(optic neuropathy)
- 말이집(수초) 탈락질환(demyelinating disease)
- 유전적 시신경 병증(hereditary optic neuropathy)
- 외상성 시신경 병증(traumatic optic neuropathy)

④ 전신병(systemic disease): 만성 알코올 중독(chronic alcoholism)

⑤ 영아나 의사 전달을 못하는 환자의 시력 및 시야 장애를 평가

⑥ 기능적 이상–hysterical blindness에서 기질적인 병소의 유무 확인에 유용(꾀병 감별)

⑦ 시각전달의 이상 유무 파악, 약시, 감정 환자의 시력판정, 병사용 진단서 등에 이용

⑧ 수술 중 신경계 감시(intraoperative monitoring)

⑨ 뇌종양(brain tumor)

⑩ 안질환(ocular disease)

⑪ Ischemic toxic lesion

시각유발전위 검사만으로는 질병을 발견하기에는 제한 사항이 많으므로 다른 안과검사와 같이 검사할 때 더 의의가 있다.(그림 10-28)

6) 결과지 판독(그림 10-27)

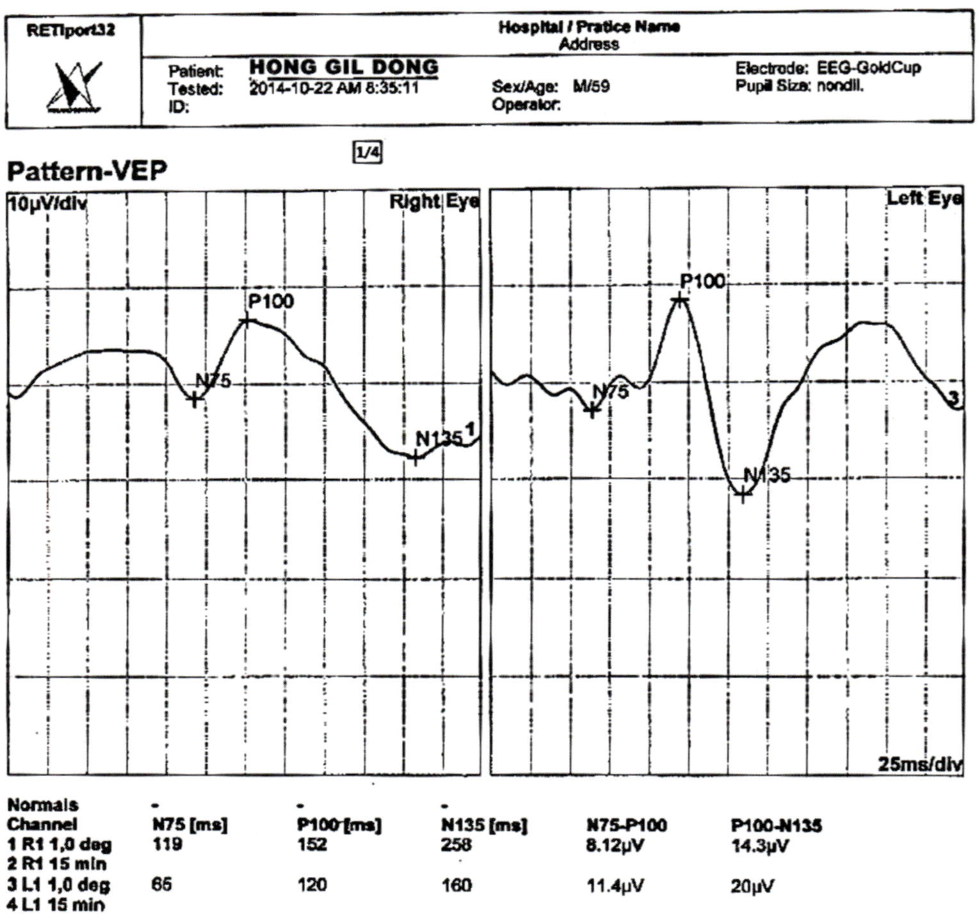

RETIport 장비의 Pattern VEP 결과지

RETIport32	Hospital / Pratice Name Address		
	Patient: HONG GIL DONG Tested: 2014-10-22 AM 9:19:20 ID:	Sex/Age: M/59 Operator:	Electrode: EEG-GoldCup Pupil Size: nondil.

Flash-VEP 1.4 Hz

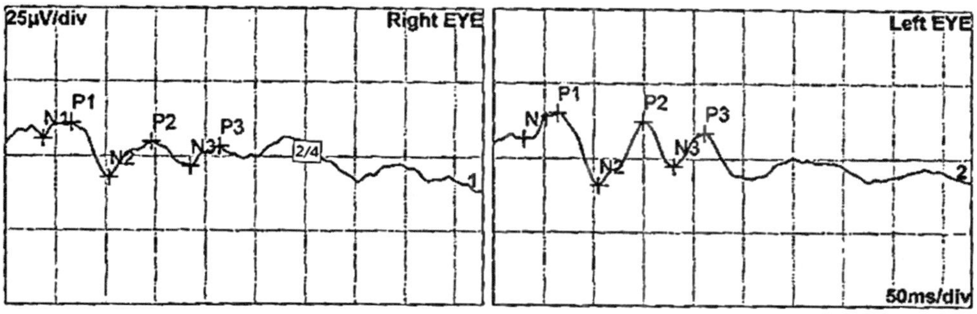

Channel	N1 [ms]	P1 [ms]	N2 [ms]	P2 [ms]	N3 [ms]	P3 [ms]	N1-P1	N2-P2	N3-P3
1 R-1 1.4 H	89	67	104	147	186	215	5.43μV	12.2μV	6.78μV
2 L-1 1.4 H	81	64	106	150	181	212	8.66μV	21.6μV	11.1μV

RETIport 장비의 Flash VEP 결과지

LKC Technologies * 2 Professional Drive * Gaithersburg, MD 20879 * WWW.LKC.COM Page 1

Database: C:\EMWIN\INHA.MDB
Name: HONG GIL DONG
ID: 12345

Pattern VER

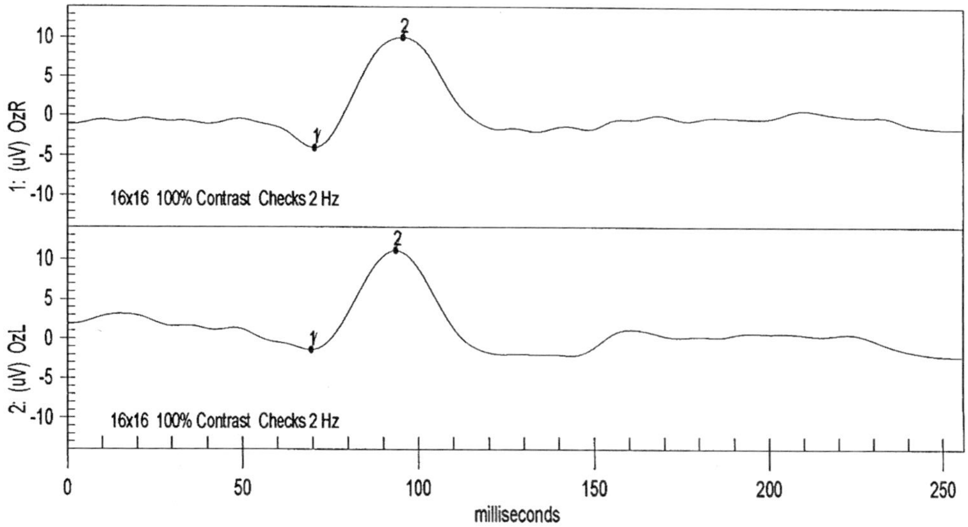

	Waveform 1	Waveform 2
Record #:	0002	0003
Test Date:	20/08/2014	20/08/2014
Time:	09:18 AM	09:21 AM
Graph is:	Average 80 of 80	Average 80 of 80
Low Cut (Hz):	1	1
High Cut (Hz):	100	100
Notch Filter:	ON	ON
Backgrnd:		

	Amp.	Time	Amp.	Time
Cursor 1:	-4.1	70.5	-1.4	69.5
Cursor 2:	10.1	95.5	11.1	93.5
Difference:	**14.2**	**25.0**	**12.5**	**24.0**

LKC Technologies,Inc. 9:21:25 AM,Wednesday, August 20, 2014 EM for Windows 9.4.0 Page 1

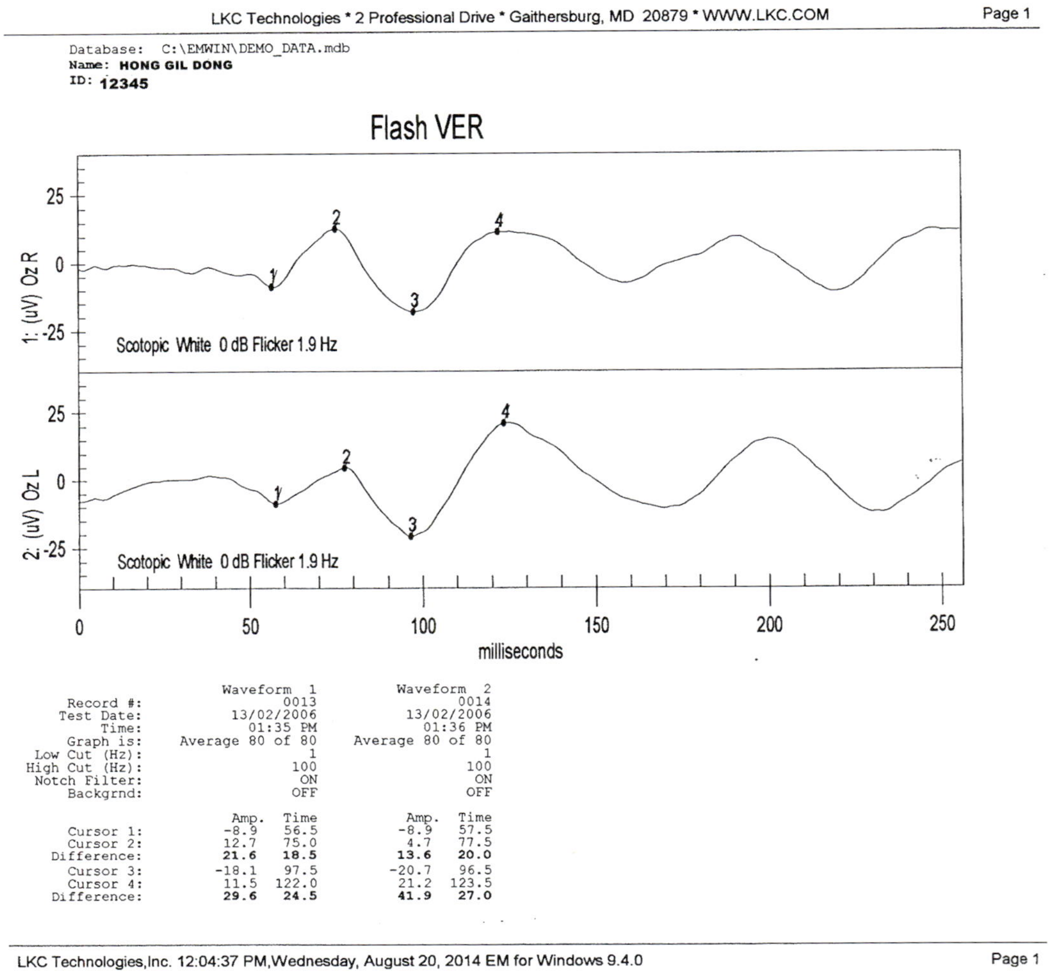

LKC Technologies * 2 Professional Drive * Gaithersburg, MD 20879 * WWW.LKC.COM Page 1

Database: C:\EMWIN\DEMO_DATA.mdb
Name: HONG GIL DONG
ID: **12345**

Flash VER

	Waveform 1		Waveform 2	
Record #:	0013		0014	
Test Date:	13/02/2006		13/02/2006	
Time:	01:35 PM		01:36 PM	
Graph is:	Average 80 of 80		Average 80 of 80	
Low Cut (Hz):	1		1	
High Cut (Hz):	100		100	
Notch Filter:	ON		ON	
Backgrnd:	OFF		OFF	
	Amp.	Time	Amp.	Time
Cursor 1:	-8.9	56.5	-8.9	57.5
Cursor 2:	12.7	75.0	4.7	77.5
Difference:	**21.6**	**18.5**	**13.6**	**20.0**
Cursor 3:	-18.1	97.5	-20.7	96.5
Cursor 4:	11.5	122.0	21.2	123.5
Difference:	**29.6**	**24.5**	**41.9**	**27.0**

LKC Technologies,Inc. 12:04:37 PM,Wednesday, August 20, 2014 EM for Windows 9.4.0 Page 1

LKC 장비의 pattern, flash VEP 결과지

그림 10-27. 시각유발전위 검사 결과지

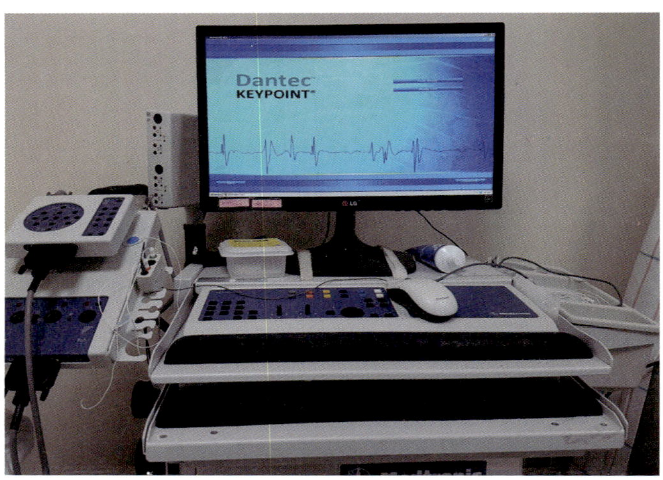

그림 10-28. 전기눈떨림 측정장치

5. 전기안진도검사(electronystagmography, ENG)

전기안진도검사(ENG)는 각막과 망막 사이의 전위차를 측정하는 눈전위도(electrooculography, EOG) 검사를 바탕으로 하며, 안구가 움직이면 움직인 범위에 비례한 전위변화가 일어나는데, 이 변화를 전기적으로 증폭하여 기록하게 된다(그림 10-29). 전기안진도검사는 안구운동 중에서도 눈떨림이나 이상 안구운동을 객관적 및 정량적으로 기록할 수 있다. 또한 눈을 감은 상태로 기록 가능하고 눈떨림의 진폭, 빈도, 완서상 속도 등의 변수를 정량적으로 해석할 수 있다.

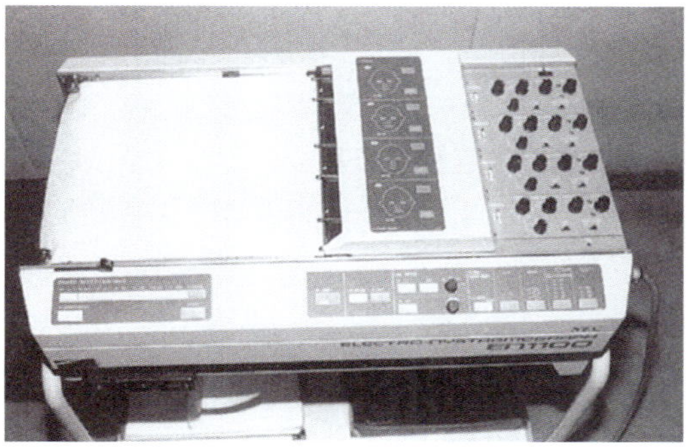
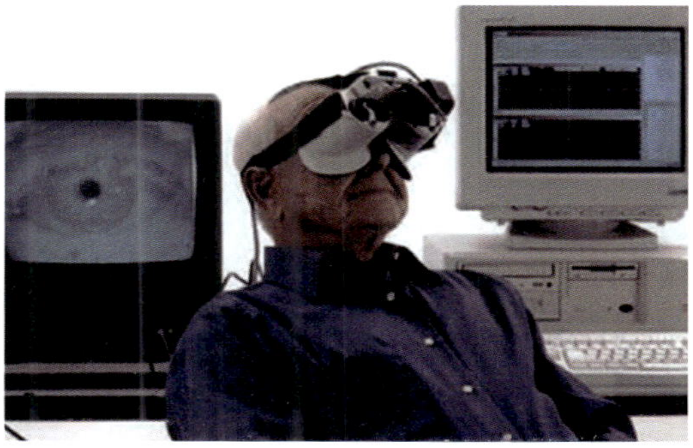

그림 10-29. 전기눈떨림 측정장치

1) 검사 목적 및 원리

안구의 각막과 망막 사이에는 일정한 미세 전위차가 있는데 이것을 각막-망막전위라고 한다. 각막을 양극으로 망막을 음극으로 하면 1 mV의 안정된 극성을 갖게 된다(그림 10-30).

각막-망막전위는 안구 편위각의 크기에 비례해서 변한다. 전기안진도검사는 안구 운동에 따른 이들의 작은 전위변화를 증폭함으로써 안구의 움직임을 정량적으로 기록한다. 안구 주위에 표면전극을 붙이고 안구 운동에 따른 전위차를 유도하면 안구가 오른쪽으로 움직일 때 양의 값으로(그래프상에는 상향으로) 기록되고, 안구가 왼쪽으로 움직일 때 음의 값으로(그래프상에는 하향으로) 기록된다(그림 10-31). 전기안진도검사는 안구운동의 회전성분 기록이 불가능하다는 단점이 있다. 추가적으로 프렌즈 안경을 이용한 검사나 비디오안구운동 검사(VOG)를 통해 회전성분을 포함한 정량적 평가가 가능하다.

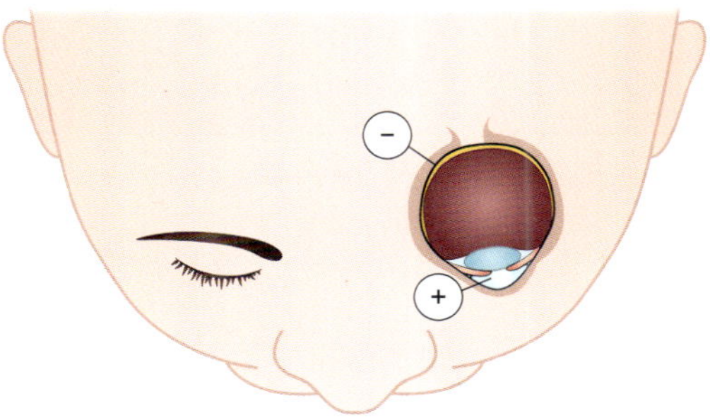

그림 10-30. 각막-망막 쌍극유도전위

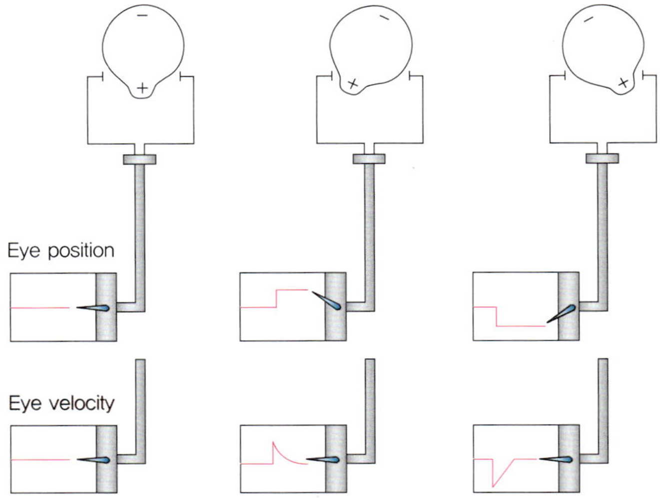

그림 10-31. 안구운동에 따른 전류발생과 전기눈떨림 검사 표기방법

2) 검사방법

- 기록 전극으로 전기안진도검사용 원판전극을 이용한다. 안구운동의 수평성분을 기록하는 수평유도와 수직성분을 기록하는 수직유도를 실시하며, 전자의 경우 양쪽 눈구석 방향에, 후자의 경우 한쪽 안구의 눈동자 선상 위치의 눈확(안와)상연과 하연에 각각 전극을 부착한다(그림 10-32). 좌·우의 안구를 각각 기록할 경우 수평유도를 실시하고 양쪽 안구 사이의 중앙, 코뿌리 부위에 전극을 부착하는 단안유도를 실시한다. 접지전극은 이마 중앙에 둔다.
- 전극저항은 가능한 한 낮게 하되 20 KΩ 이하로 유지하여야 한다. 따라서 알코올이나 피부 처리제 등을 이용하여 전극 부착 부위의 피부를 충분히 닦아 피부 저항을 낮추어야 한다.
- 전기안진도검사기록은 통상 안구의 수평 움직임과 수직 움직임을 기록한다. 각각의 유도에 대해 안구의 위치를 나타내는 원파형과 속도를 나타내는 미분파형을 기록한다.
- 원파형 기록은 직류기록에서 실시하는 것이 바람직하지만, 잡음이 증가할 때에는 시정수 3.0초로 조정하여 이용해도 된다. 미분파형은 시정수 0.03초에서 기록한다(그림 10-33). ENG 기록지에서 세로축(종축)은 안구의 위치를 나타내고, 속도파형(미분파형)의 경우 안구운동의 방향과 속도(°/sec)를 나타낸다. 가로축(횡축)은 시간을 나타내는데, 통상 1초, 1 cm로 설정한다.
- 어지러움을 호소하는 피검자를 검사할 때 빠른 성분(급속상, fast phase)이 상대적으로 눈에 잘 띄므로 이를 눈떨림 방향으로 정의하지만, 일반적으로는 중심오목에서 상을 벗어나게 하는 느린 성분(완서상, slow phase)의 안구운동이 기저질환을 반영한다고 볼 수 있다.

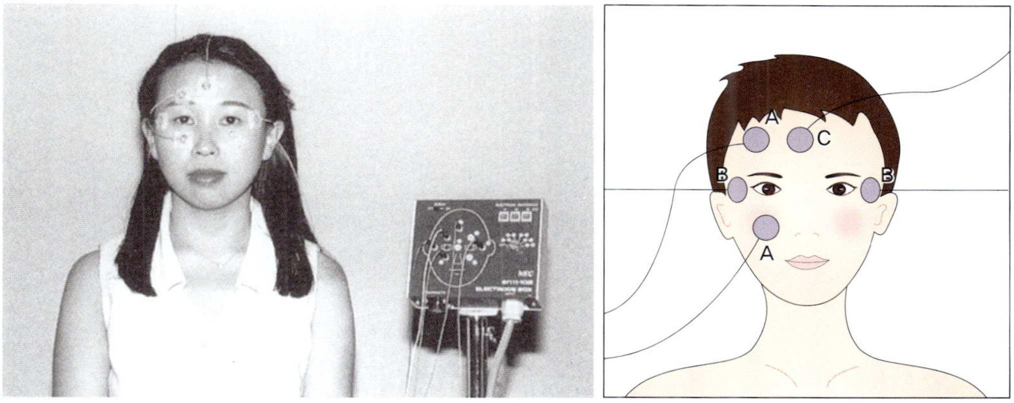

그림 10-32. 전극 부착방법
A: 수직성분, B: 수평성분, C: 접지

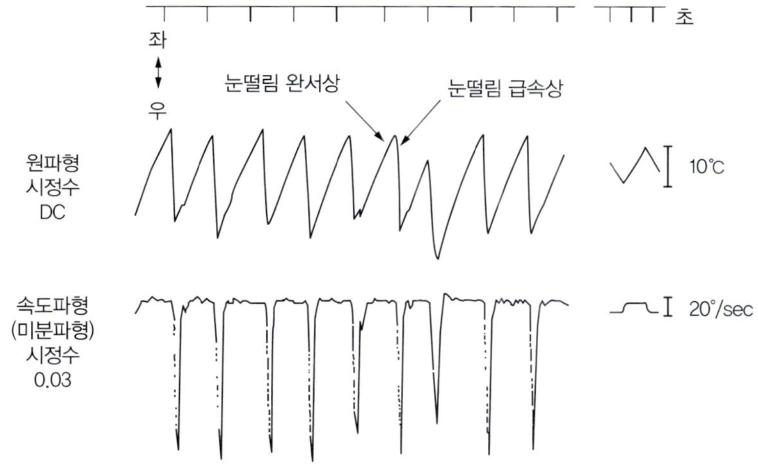

그림 10-33. 좌향 눈떨림의 기록

※ 전기안진도검사(ENG)에 대한 일반적인 환자준비 및 주의사항

① 눈떨림(안진)검사와 동일하다.

② 눈을 너무 많이 깜박이는 경우 다른 안면근육이나 안구 자체의 근육 움직임에서 발생하는 잡음이 혼입되어 정확한 안구 움직임을 감지하는 것이 어려우므로 주의시킨다.

3) 전기안진도검사 기록 시 교정법

- 일반적으로 원파형 기록에 대해 안구 편위 10°는 기록지상의 10 mm에 해당하도록 설정한다. 즉, 좌 · 우 또는 상 · 하 방향으로 10°의 각도로 움직이는 지표를 추적시켰을 때(좌 · 우 2점의 교차상) 기록지상에서 진폭이 10 mm가 되도록 증폭기의 감도를 조절한다(그림 10-34). 그러나 이 증폭기의 감도는 검사의 목적이나 조건 등에 따라 자유롭게 결정해도 좋다.

- 안구의 편위각도 10°를 기록지상 몇 mm의 진폭으로 설정할지에 대한 결정을 교정이라고 한다. 원파형의 교정을 실시한 후 속도파형(미분파형)상의 1단위(1 cm)가 몇 °/sec가 되는지를 분명하게 정의해 두어야 한다.
- 속도파형의 교정에는 전기안진도검사 기록기에 내장된 발신기가 출력하는 삼각파를 이용한다(그림 10-35). 원파형에서 10°의 편위 각도에 해당하는 진폭을 X mm라 할 경우 삼각파 발신기의 출력이 기록지상에서 단위시간(1초)당 X mm의 진폭이 되도록 조절한다. 이 삼각파의 미분파형은 구형파가 되고 이 구형파의 진폭은 20°/sec를 나타내게 된다. 원파형 기록으로 교정한 후 다시 미분파형의 기록 감도를 바꾸고자 할 경우, 그때마다 삼각파를 이용해 원파형과 속도파형을 반드시 교정하여야 한다.

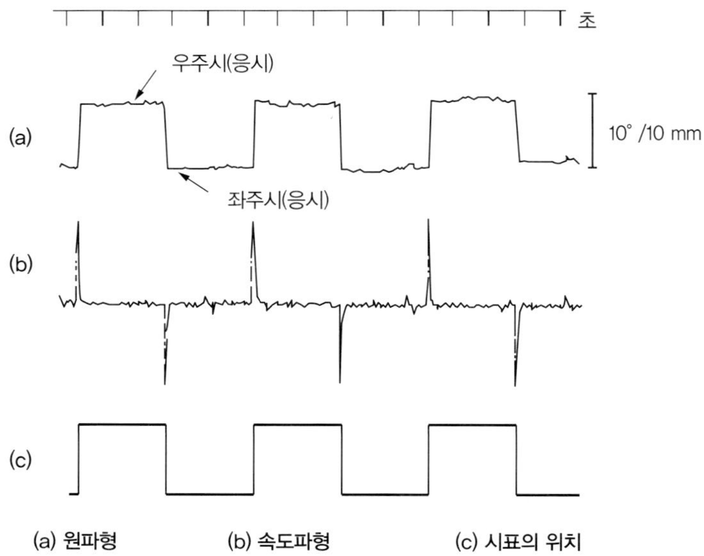

그림 10-34. 좌우 2점 교차성 기록

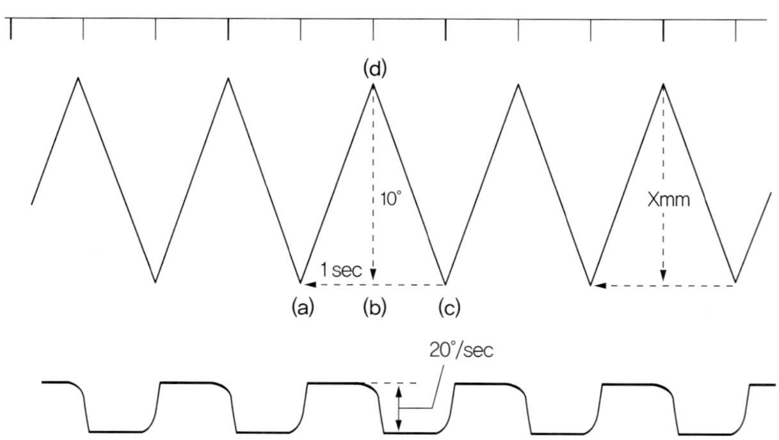

그림 10-35. 안구운동의 교정

안과검사학 실습보고서

학교명:　　　　　　　　학번:　　　　　　　　이름:

안과검사학 실습보고서

학교명: 학번: 이름:

안과검사학 실습보고서

학교명: 학번: 이름:

안과검사학 실습보고서

학교명: 학번: 이름:

Section

11 빛간섭 단층촬영 (Optical coherence tomography, OCT)

학습목표

1. 빛간섭 단층촬영을 설명하고 수행할 수 있다.
2. 빛간섭 단층촬영 결과를 해석할 수 있다.

비접촉 고해상도 단층 촬영 및 생체현미경 영상 촬영 장치로 망막의 해부학적 구조에 대한 정량적 분석을 위해 조직에 일정 파장의 빛을 비춘 후 반사되어 나오는 빛의 강도와 시간의 지연 정도를 측정하여 2차원적인 단층이미지를 보여준다. 이것은 각막, 망막, 망막신경섬유층, 신경절 세포와 내부 망상층, 황반 및 시신경 유두를 포함한 생체 축상 단면, 전안부 및 후안부 구조의 3차원적 구조로 이미지화할 수 있다.

기본적으로 초음파진단장치의 B-scan과 유사하나 음파 대신 근적외선 영역 파장인 830~880 nm의 빛을 이용하여 영상을 만드는데, 빛의 파장이 소리보다 짧으므로 초음파를 이용한 영상보다 더 세밀한 조직의 구조를 나타낼 수 있다. 최근에 사용되고 있는 OCT 장비는 마이크로미터 이하의 조직을 나타낼 수 있을 정도로 높은 해상력을 가지고 있다.

초기에는 '시간영역 기반의 빛간섭단층촬영(Time Domain OCT)' 방식이 사용되다가 최근에는 촬영 속도와 해상도가 더 발전된 '파장영역 기반의 빛간섭단층촬영(Spectral Domain OCT)' 방식과 '파장가변 기반의 빛간섭단층촬영(swept source OCT)' 방식이 상용화되어 대부분 이 방식을 사용하고 있다.

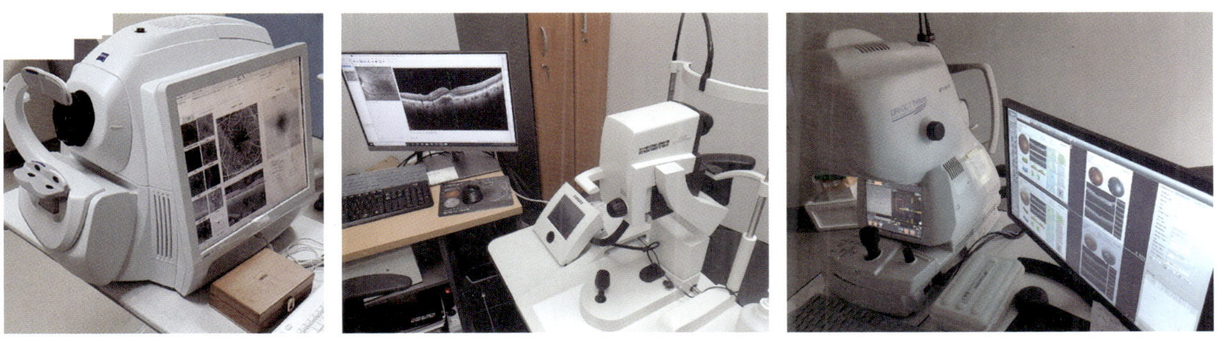

그림 11-1. 안과 검사실에서 주로 사용되는 OCT 장비의 종류
왼쪽부터 Cirrus-HD OCT(Carl-Zeiss), Spectralis OCT(Heidelberg), DRI OCT Triton(Topcon).

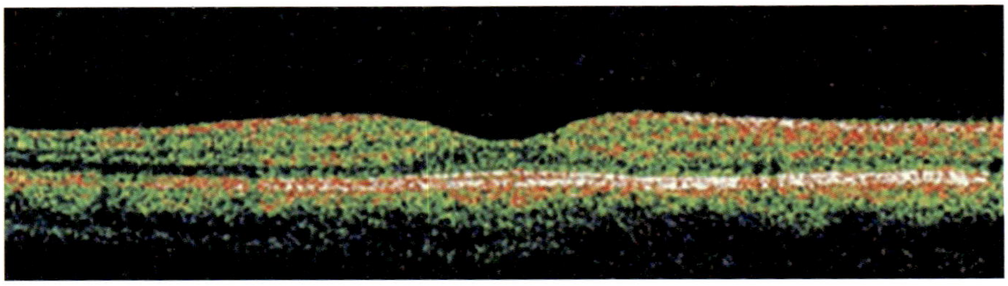

〈Time Domain OCT image〉

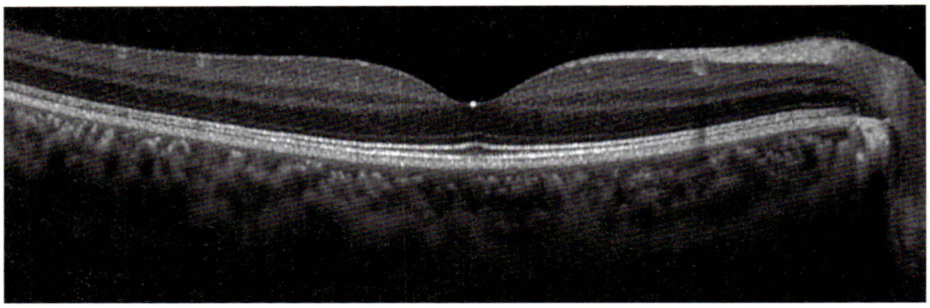

〈Spectral Domain OCT image〉

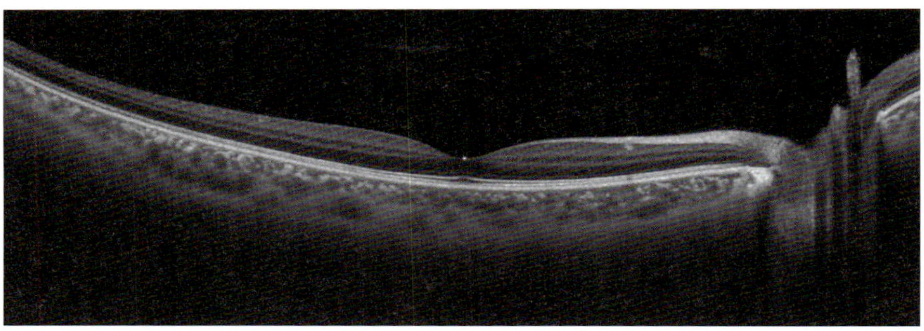

〈swept source OCT image〉

1. OCT 검사목적 및 원리

주로 망막의 단면을 μm까지 고해상도로 이미지화하고 질병의 진행과 치료에 따른 변화를 생체에서 고해상도로 관찰하여 빠른 시간 내에 정량적 측정이 가능하다. 객관적인 데이터를 얻을 수 있고 이를 통해 의료진이 분석할 수 있다.

약 800 nm 파장의 근적외선 이용하여 망막에서 반사되어 오는 빛과 기준 거울(reference mirror)에서의 반사 파장과의 위상차를 계측하여 분석한다. 망막 단면에서 반사되어 들어온 빛과 기준 거울에서 반사되어 돌아오는 빛이 합해지면 두 빛의 광경로 차이에 따라 광간섭이 일어나고, 이 신호를 추출하면 기준 거울의 광경로와 같은 깊이에 위치한 망막 신호만을 선별할 수 있게 된다. 같은 방식으로 다른 깊이에 있는 망막의 조직을 보고자 한다면 단순히 기준 거울의 광경로의 길이를 변경하여 관찰할 수 있다(그림 11-2).

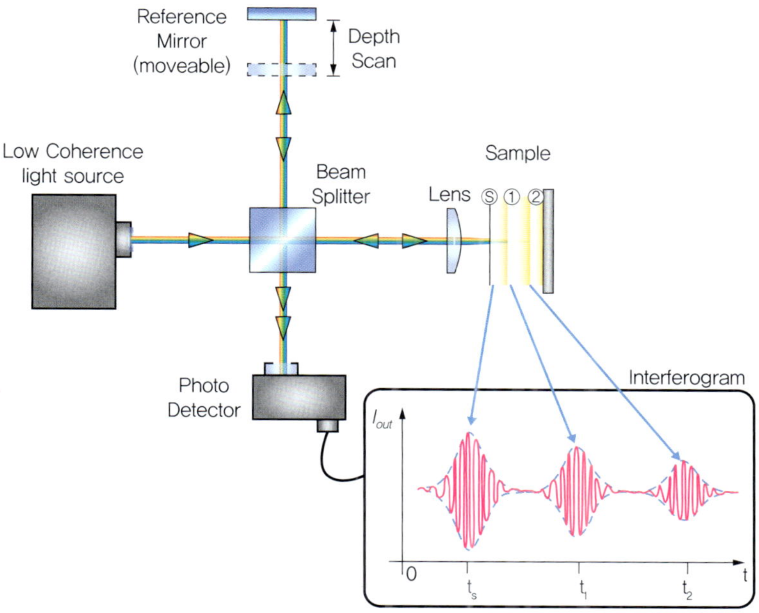

그림 11-2. OCT에서 망막 조직의 영상을 얻는 원리

OCT에서 빛의 스캔 방식은 A-scan, B-scan, Volume(3D)-scan의 3가지로 나누어볼 수 있다. A-scan 방식은 깊이에 따른 반사 빛의 시차와 강도에 의해 결정된 값을 그래프로 나타낸다. B-scan은 A-scan을 중첩하여 모아진 프레임으로 단면도(cross-sectional) 형태의 이미지를 나타낸다. Volume(3D)-scan은 B-scan의 영상을 모아서 입체적인(3D) 이미지를 나타낸다(그림 11-3).

2. OCT를 이용한 망막측정의 임상적 의의

- 망막: 망막의 병변을 단층상으로 이미지화하여 관찰한다. 피검자의 눈 상태를 파악하고 재현성 기준(signal strength)이 높게 측정될 수 있도록 굴절률 조정을 통해 안저 사진 및 단층 상을 선명하게 조절하면서 측정한다. 망막박리, 망막부종(낭포황반부종), 망막열공(황반원공), 망막위축, 당뇨망막병증, 연령관련황반변성, 맥락막신생혈관, 중심장액맥락막병증 등 여러 망막질환들의 황반 변화 및 질병의 위치, 수술 전·후 변화 확인, 진단의 보조 자료로 이용된다.
- 망막신경섬유층 및 시신경 유두: 녹내장의 조기 진단 및 진행 정도를 알 수 있다. 신경섬유층의 소실은 시야 변화 및 시신경 유두 변화보다 먼저 나타날 수 있다.
- 망막층 구분의 이해: 망막층은 가장 바깥쪽의 색소상피층으로부터 시작하여 막대-원뿔세포층이 존재하고 이 세포들과 연접을 이룬 두 극세포의 층과 가장 안의 신경섬유층의 순서로 구성되어 있다. 정상 망막의 경우 가장 바깥쪽으로부터 안쪽으로 다음의 10개 층으로 구성되어 있다. 색소

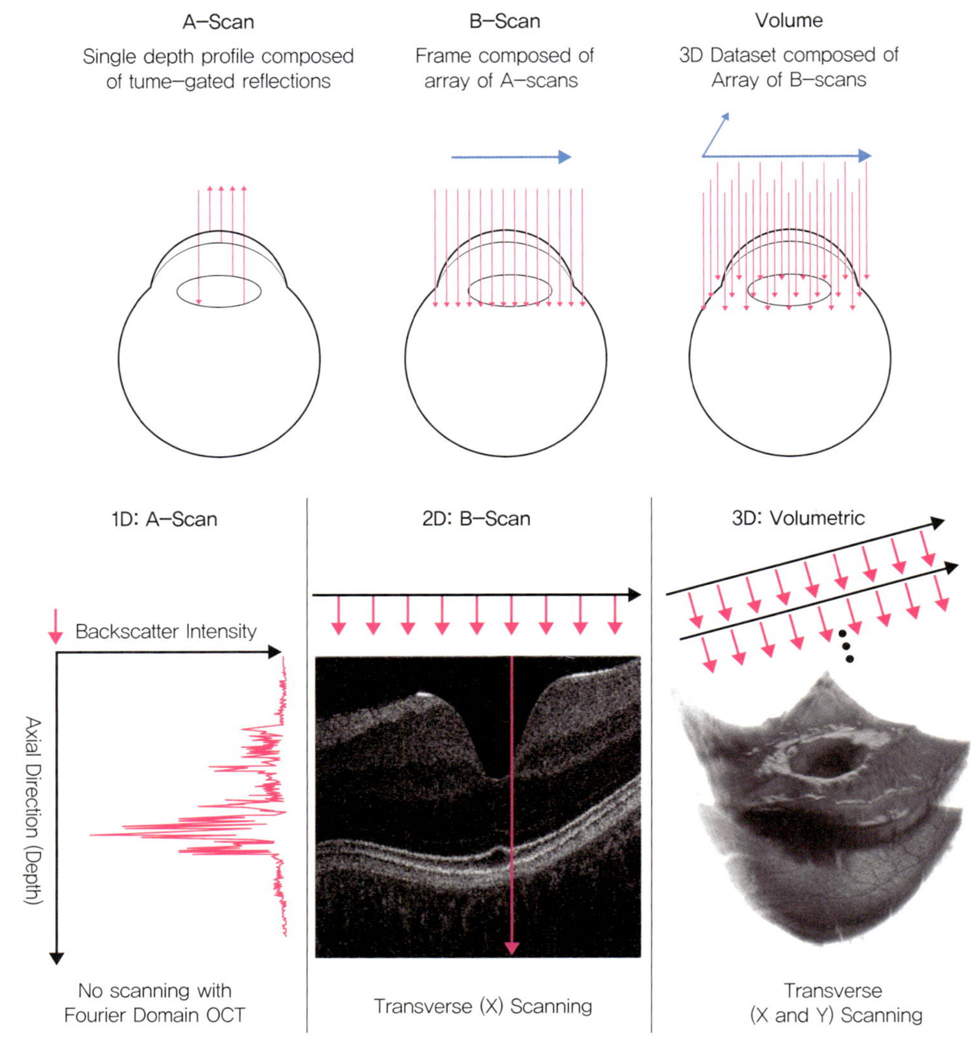

그림 11-3. 스캔 방식에 따른 결과물의 표시

상피층(PL), 막대-원뿔세포층(RCL), 바깥경계막(OLL), 바깥핵층(ONL), 속핵층(INL), 속얼기층(IPL), 신경절세포층(GL), 신경섬유층(NFL), 속경계막층(ILL). 각 층에서 핵층은 신경세포의 핵이 존재하는 층을 나타내고, 얼기층은 신경세포 간 연접이 이루어지는 층을 나타낸다. 경계막층은 뮬러 세포의 시작부위와 끝부위에 해당한다(그림 11-4). OCT로 측정했을 때 이 층들은 서로 다른 색깔의 층들로 구분할 수 있으며 안쪽의 신경섬유층은 중심와를 기준으로 양쪽이 볼록한 형태로 가장 두꺼우며 가장자리로 갈수록 조금씩 얇아지는 형태로 나타난다. 가장 밝은 반사대인 망막색소상피-맥락막 모세혈과 복합체와 역시 밝은 반사대인 내경계막 사이 비교적 덜 뚜렷한 높은 반사대인 바깥 및 속얼기층이 보인다. 황반 중심부근에서는 망막색소상피층 바로 위로 가늘지만 뚜렷한 시각세포 내외절의 경계가 밝은 반사대로 나타난다(그림 11-5).

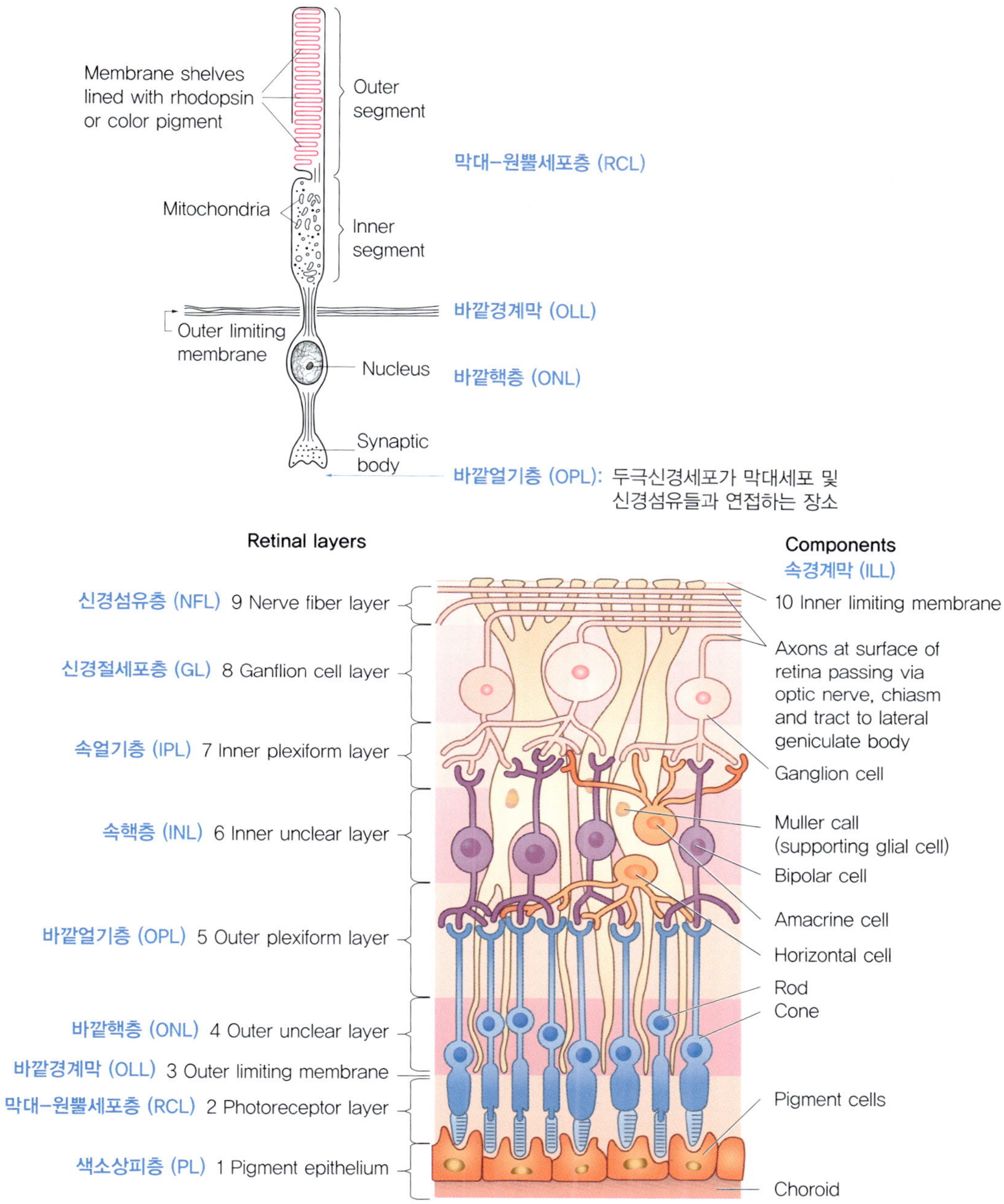

그림 11-4. 망막층의 구성 세포

3. 측정 방법

① 환자의 턱을 chin rest에 올려놓고 이마는 head rest에 밀착시킨다.

② 환자의 얼굴의 방향을 바르게 향하게 하고 눈이 검사범위에 들어올 수 있도록 chin rest의 높이를 조절한다.

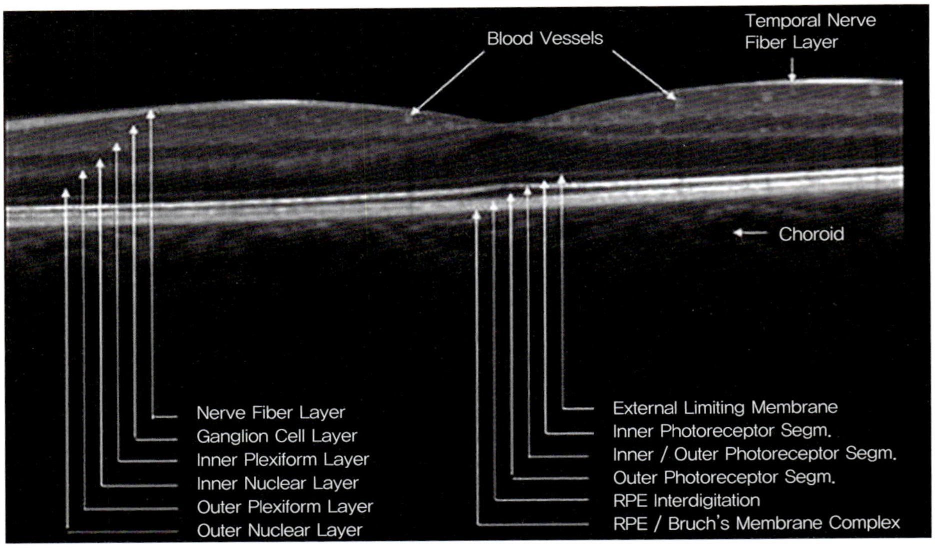

그림 11-5. OCT로 측정된 정상 망막의 형태

③ 환자의 질환에 따라 필요한 스캔모드를 선택한다.

④ joy stick을 이용해 장비를 움직여 환자의 전안부가 모니터 영상에 나오게 높이를 맞춘다. (Carl Zeiss사의 OCT의 경우 joy stick 방식이 아니므로 턱 높이와 위치를 조정하여 눈이 촬영렌즈와 일직선이 될 수 있도록 한다.)

⑤ 환자에게 target을 주시하게 한 후 장비를 천천히 앞으로 이동시켜 retina가 전체적으로 선명하게 위치를 맞춘다.

⑥ 실시간 OCT image를 보면서 signal과 alignment를 최대한 맞추고 capture 버튼을 눌러 검사를 진행한다.

⑦ 검사가 진행되는 동안 환자가 눈을 많이 움직이거나 깜박이게 되면 OCT 장비의 종류에 따라 검사가 정확히 안될 수 있으므로 주의한다(OCT 장비의 종류에 따라 tracking 기능의 차이로 스캔의 quality에 차이가 있을 수 있음).

⑧ 스캔결과를 필요한 analysis tool을 이용해서 분석한다.

4. 분석 방법

1) scan image

황반은 단층이미지에서 두께가 가장 얇은 곳에 위치하며 시신경쪽으로 갈수록 신경섬유층의 두께가 증가한다. 망막전후부 경계가 망막신경섬유층, 망막색소상피층, 맥락막모세혈관층과 일치하는 높게 반사되는 층으로 표현된다. 정상의 황반부는 중심이 오목하고 중심부근의 망막이 두껍고 가장자리로 갈수록 얇아지는 형태를 보인다. 두께는 부종에 의해 증가하고 망막 내 액체의 증가로 인해 조직 내 변화를 가져온다. 당뇨망막병증, 황반변성, 망막박리, 망막전막 등의 망막질환을 관찰하고 진단하는 데 도움을 준다.

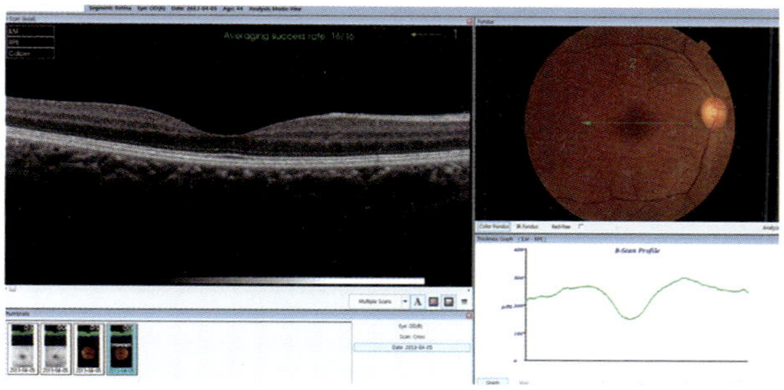
〈normal〉

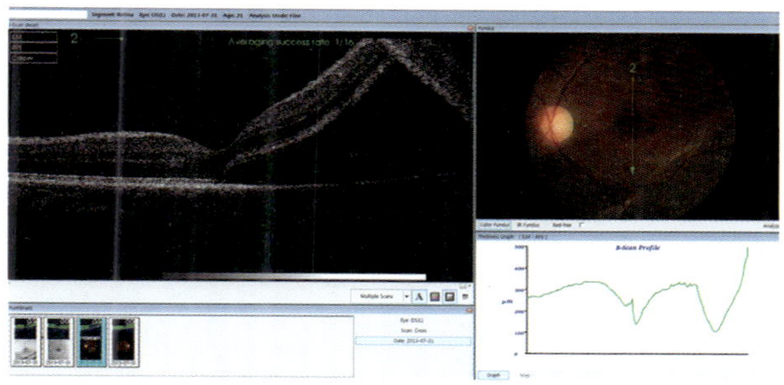
〈Retinal detachment〉

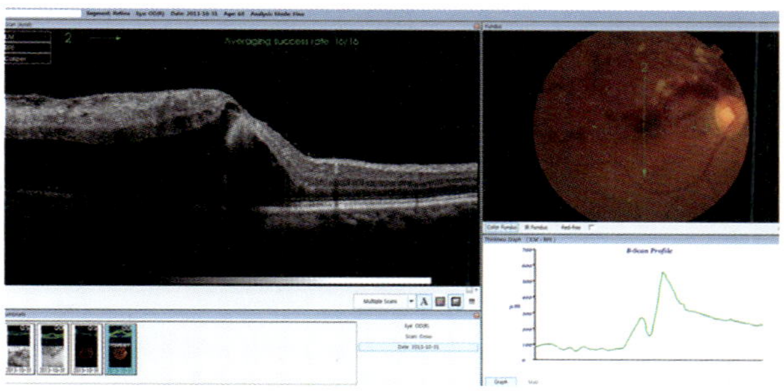
〈Branch retinal vein occlusion〉

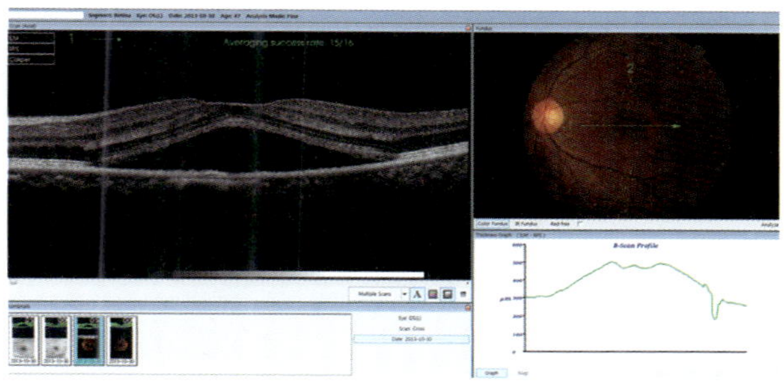
〈Central serous chorioretinopathy〉

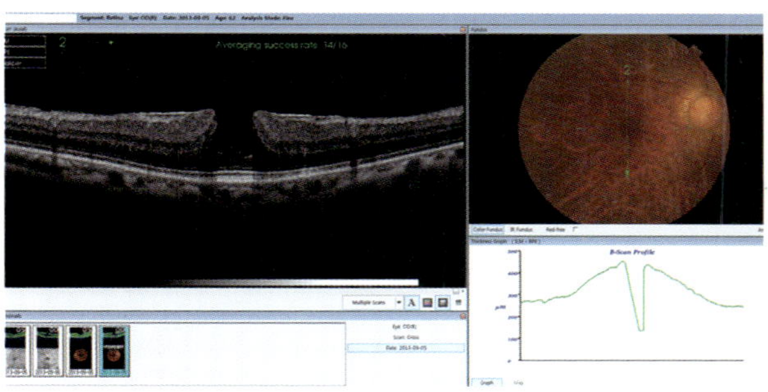
〈Macular hole〉

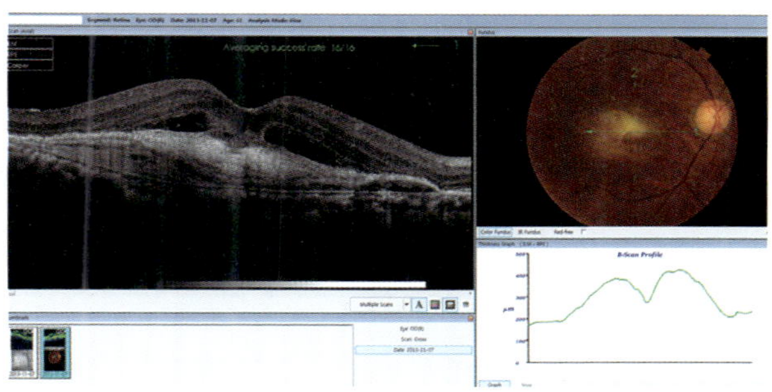
〈Age-relative macular degeneration〉

2) 황반두께(Macula thickness) 분석

cube 스캔 선택 후 Macular Thickness(황반두께)를 선택한다(그림 11-6).

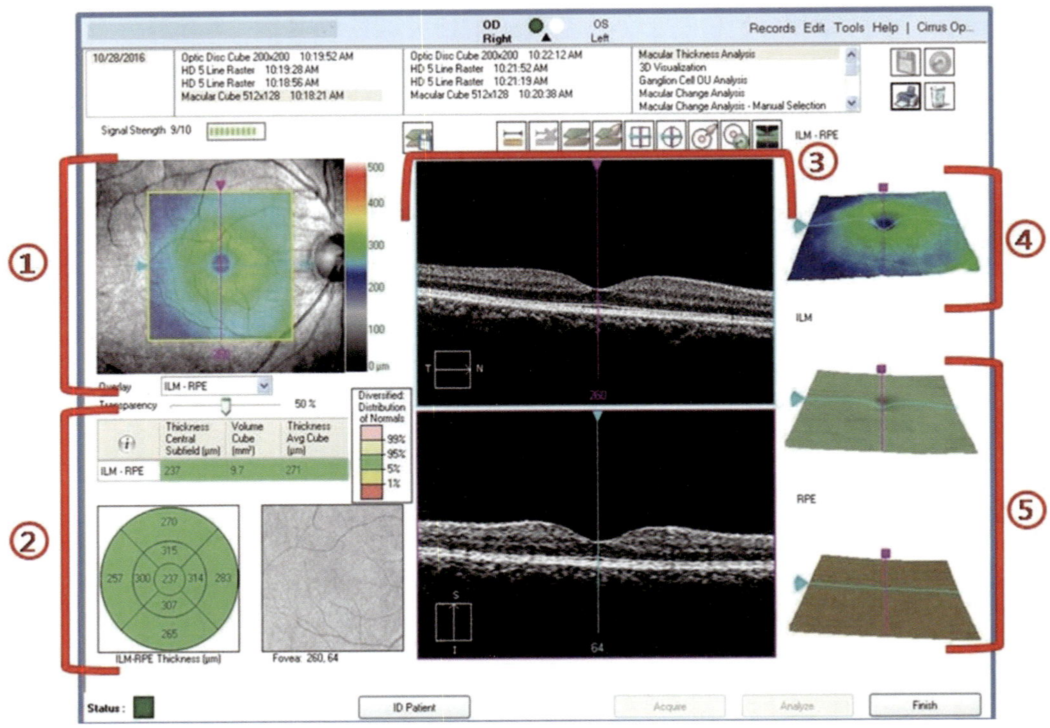

그림 11-6. 황반두께 분석

① 두께 오버레이에 대한 색상 코드와 큐브 오버레이가 표시된 안저 이미지
② 평균두께 및 용적: ETDRS 그리드라는 원형 맵의 중간 부분 두께, 6×6 mm 사각형 스캔 내경계막(ILM) · 망막색소상피(RPE) 조직 층에 대한 체적과 평균 두께가 표시되어 있다. ETDRS 그리드는 지름이 1, 3, 6 mm인 원이 9개로 나누어져 있다.
③ 큐브 전면에서 본 단면(layer)
④ 내경계막(ILM)과 망막색소상피(RPE) 두께 맵
⑤ 3D면 맵: 내경계막(ILM)과 망막색소상피(RPE)

- 표준분표 표의 구성
  연령대가 일치하는 데이터와 비교하여 황반부를 비교 · 분석할 수 있도록 지원하고 있다.
  연한 적색: 가장 두꺼운 1%
  연한 황색: 5%로 정상치 이상을 나타냄(95% < 연한 황색 ≤ 99%)
  녹색: 정상(5% ≤ 녹색 ≤ 95%)
  황색: 정상치 미만(1% ≤황색 < 5%)
  적색: 적색 < 1%

3) 망막신경섬유층 및 시신경 유두

최근에 optic disc cube scan으로 망막신경섬유층과 시신경 유두의 두께를 동시에 측정하고 scan 부위가 정 위치에 있지 않으면, 거짓양성이 나타날 수 있다. 피검자의 혼탁 및 질병으로 인해 신호강도 정도가 낮아도 데이터가 달라질 수 있다.

① 시신경 유두

시신경 유두 면적, 시신경 유두 함몰비, 유두 함몰의 면적, 시신경 유두테의 면적 및 부피 등을 읽고 녹내장으로 인한 시신경 유두의 변화를 확인한다. 시신경 유두 함몰비가 증가하면 시신경 유두테의 면적 및 부피가 줄어든다.

② 망막신경섬유층

녹내장으로 인해 망막신경섬유층의 변화가 생기고 그 척도는 두께를 통해 파악할 수 있다. 손상이 생기면 망막신경섬유층의 위축으로 두께가 얇아지는 현상이 나타난다.

- 정상: 100~120 μm
- 초기 녹내장: 80 μm 이하
- 진행형 녹내장: 40 μm

③ 시신경 유두(ONH) 및 망막신경섬유층(RNFL) 양쪽눈(OU) 분석

망막신경섬유층(RNFL)의 정상지도의 편차(Deviation from normal map)는 신경결손 위치를 보여주고 같은 나이대의 데이터베이스와 비교하여 두께를 색상으로 표시한다(그림 11-7).

4) 신경절세포

녹내장은 신경절세포의 손상이 관찰되는데 두께를 측정하여 분석한다. 황반 큐브 스캔 검사의 데이터를 사용하여 양안의 신경절세포층과 내망상층(GCL과 IPL layers)의 두께를 측정하여 표준 데이터와 비교하여 결과를 표시한다(그림 11-8).

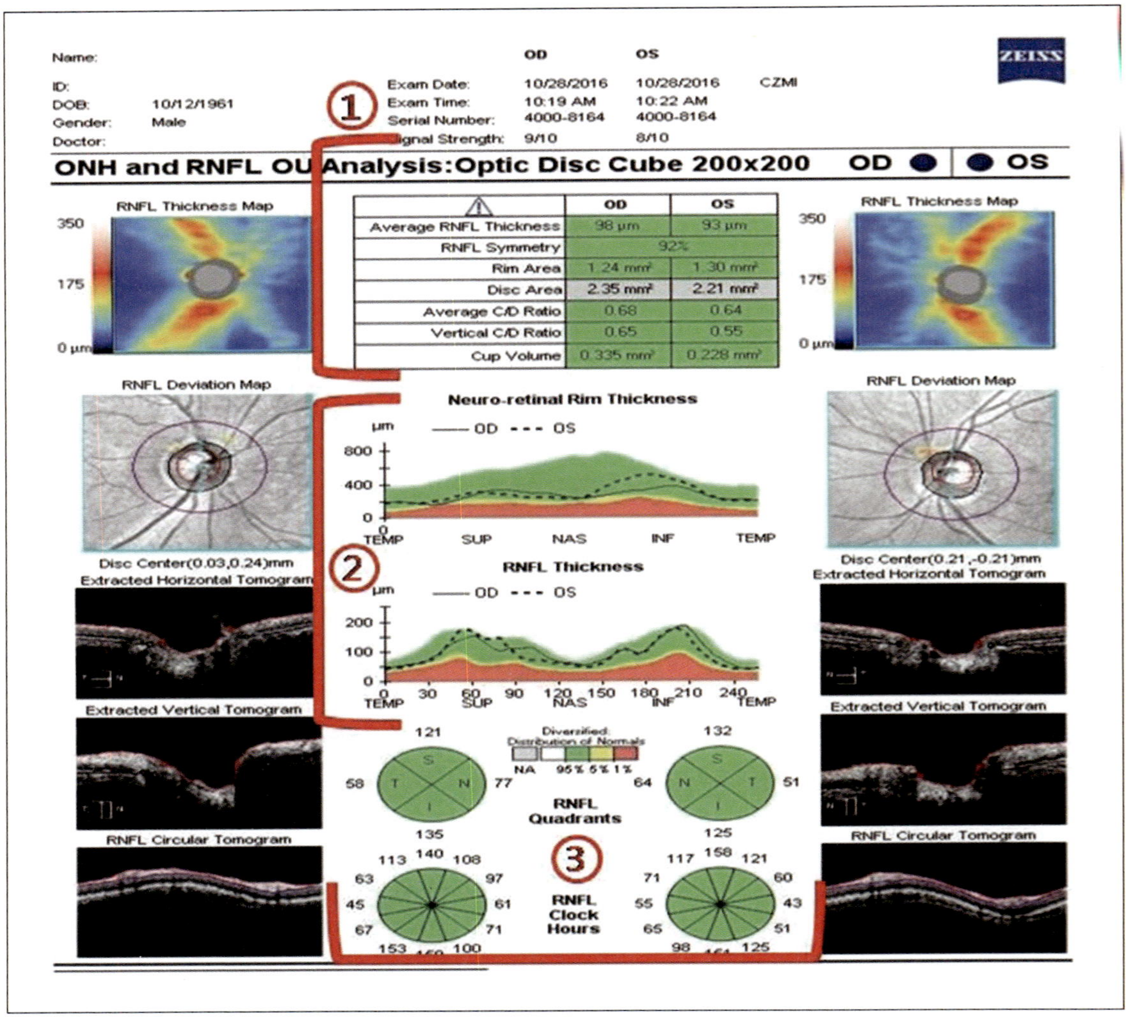

그림 11-7. 시신경 유두와 망막신경섬유층 분석

① 시신경 유두(ONH) 요약 매개 변수: 시신경 유두를 특징화할 수 있는 5가지(Rim area-Disc area-Average C/D ratio-Vertical C/D ratio-Cup volume)

② 신경테 및 망막신경섬유층의 두께: 양안의 두께가 µm 단위로 선형으로 기록되는 TSNIT graph (temporal → superior → nasal → inferior → temporal)를 표시한다.

③ 사분면 및 12시간 원에 따른 평균 망막신경섬유층(RNFL) 두께: 각 측정과 관련된 색은 연령대가 일치하는 망막신경섬유층(RNFL) 표준정보와 비교하여 표시된다. 통상적으로 흰색, 녹색은 정상으로 노란색과 빨간색은 이상으로 해석한다.

- 흰색: 정상의 상위 5%
- 녹색: 정상의 하위 5~95%
- 노란색: 정상의 하위 1~5%
- 빨간색: 정상의 하위 1% 미만

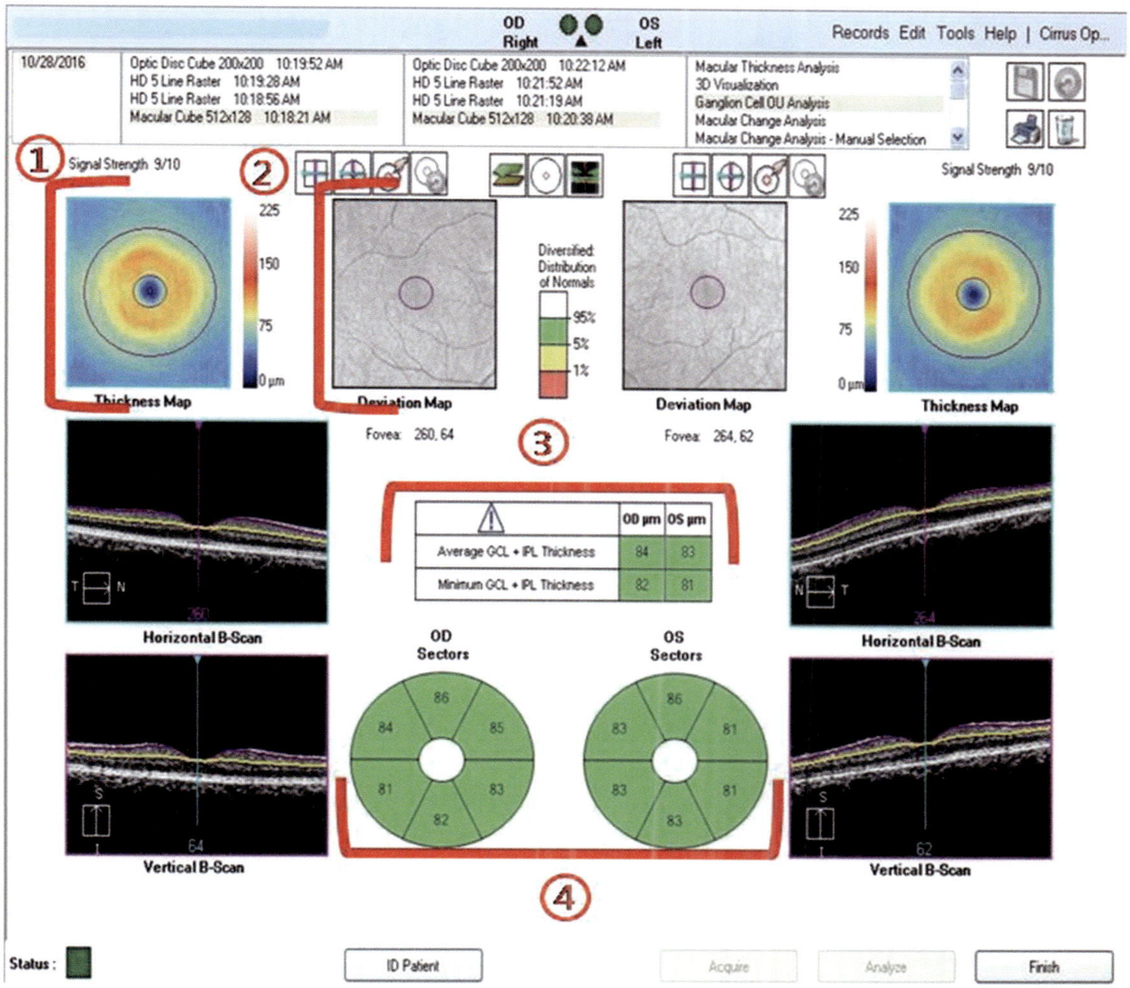

그림 11-8. 신경절세포 분석

① 신경절세포층(GCL)과 내망상층(IPL)의 두께 측정값을 6 mm×6 mm 큐브로 표시(중심오목 타원형으로 표시)
② 편차 맵: GCL과 IPL의 두께를 표준 데이터와 비교
③ 두께 표: 타원형 고리 내부의 평균 및 최소두께를 나타낸다.
④ 화면 하단의 구획은 두께 맵의 타원형 고리를 6개 영역으로 나눈 것이다.

안과검사학 실습보고서

학교명: 　　　　학번: 　　　　이름:

안과검사학 실습보고서

학교명: 학번: 이름:

안과검사학 실습보고서

학교명: 학번: 이름:

Section

12 전안부 검사

학습목표

1. 거울 현미경 검사의 원리를 설명하고 검사를 수행 및 해석 할 수 있다.
2. 파면 각막 검사법의 원리를 설명하고 검사를 수행 및 해석 할 수 있다.
3. 안구 생체 계측기의 원리를 설명하고 검사를 수행 및 해석 할 수 있다.
4. 각막형태검사의 원리를 설명하고 검사를 수행 및 해석 할 수 있다.
5. 세극등생체현미경검사의 기본개념을 설명할 수 있다.
6. 대비감도검사의 원리를 설명하고 검사를 수행 및 해석 할 수 있다.

1. 거울 현미경 검사법(specular microscopy)

1) 각막 내피세포의 이해

사람의 각막내피세포는 한 개의 층으로 이뤄진 다각형세포(6각형)이며, 높이 3 μm × 폭 18~20 μm 면적 300 μm을 차지하고 있다.

일반적으로 성인의 경우 약 50만 개를 가지고 있으며, 연령이 증가하면서 분열능력 감소(0.37~0.4%/년) 하는 것으로 알려져 있다.

각막내피세포는 Na^{+}/K^{+} ATPase로 의한 능동적인 펌프 작용 및 중탄산이온의 생성을 통해 각막의 탈수상태를 유지하여, 각막의 투명성을 제공한다.

각막내피세포의 손상 시에는 세포의 활주(sliding), 재배열(rearrangement), 확대(enlargement) 등이 현상이 일어나며 손상의 정도에 따라 일정한 한계까지는 각막의 투명성 유지하지만, 한계 이상 손상 시에는 내피세포의 장벽 기능과 능동적인 펌프 작용 기능이 저하하여 펌프 기능 저하하여 각막 부종이 발생한다.

각막 내피 세포의 정상 여부는 각막의 투명성 유지에 매우 중요하며, 거울 현미경(specular microscopy, SM)는 각막 내피세포를 평가하는데 중요한 검사소견이라 할 수 있다.

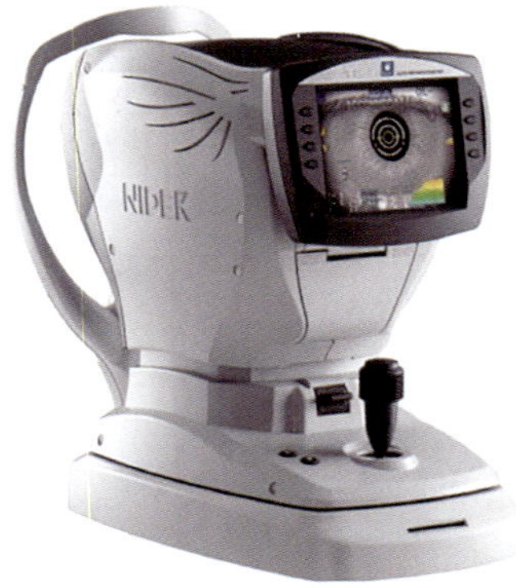

그림 12-1. 거울 현미경의 예
https://www.vonhoff.ch/portfolio-item/nidek-arark-1s/

2) 거울 현미경 검사의 이해

거울 현미경 검사에서는 세포밀도(Cell density), 세포면적 변이계수(Coefficient of Variation), 육각형성(Hexagonality)의 3가지 요소를 검사하여 각막내피세포를 평가하고 있다.

(1) 세포밀도(Cell density, CD)

각막내피세포는 육각형의 세포로 이루어진 단층구조로, 세포밀도(Cell density)는 각막 1 mm^2 에 들어있는 내피세포의 숫자를 나타내는 수치이다.

각막내피세포는 출생 당시 밀도가 가장 높고(3,000 cells/mm^2), 나이가 듦에 따라 점진적으로 줄어드는 것으로 알려져 있다.

보통 각막내피가 500 cells/mm^2 이내로 줄어들게 되면 각막부종과 기능부전이 발생할 수 있으며, 각막내피의 손상이 일어나면 재생되지 않기 때문에 각막내피세포의 밀도가 줄어들게 된다.

CD cell density (cells/mm^2) → 평균 세포면적 300 μm^2

$$\frac{\text{Cells}}{\text{mm}^2} = \frac{1 \times 10^6\ \mu\text{m}^2/\text{mm}^2}{\text{Mean cell area, }\mu\text{m}^2}$$

(2) 세포면적 변이계수(Coefficient of Variation, CV)

각막내피세포가 손상되어 밀도가 줄어드는 부분에는 남아있는 세포가 그 부분을 채우게 되는데, 손상 부위 주변의 정상적인 세포의 거대화 및 이동, 로제트(rosette) 형성 등에 의해 정상적인 각막내피의 모양이 변하게 된다.

따라서 각막내피의 밀도분석이 각막내피에 대해 중요한 정보를 얻을 수 있는 방법이지만, 각막내피의 모양에 관한 지표 또한 기능을 평가하는 지표로서 유용하게 사용된다.

세포면적 변이계수(coefficient of variation, CV)는 각막내피 면적을 측정하여 각막내피의 모양을 측정하는 지표로 세포면적의 표준편차(SD)/세포면적의 평균(AVE) 값으로 나타낸다.

세포면적 변이계수(coefficient of variation, CV)는 0.297 이하일 경우, 정상이라고 판단하며, 그 이상인 경우 세포면적의 다양함, 다면성(polymegathism)을 의미한다.

CV coefficient of variation ⇒ 변이계수/polymegethism

$$CV = \frac{SD_{cell\ area}}{\text{Mean cell area, } \mu m^2}$$

(3) 육각형성(Hexagonality, HEX, 6A)

육각형성(Hexagonality, HEX, 6A)은 세포의 모양을 보고 판단하는 수치로, 전체 세포 중 6각형의 모양을 온전히 띄고 있는 세포의 비율을 나타낸다.

일반적으로 60 이상이어야 정상이며, 50 이하인 경우 비정상적인 것으로 판단한다. 이는 세포모양의 다양함, 다형태 (polymorphism)을 의미한다.

6A percent of hexagonal cells → 육각세포율/pleomorphism

다음 표는 연령별 각막내피세포 밀도, 세포면적 변이계수 및 육각형성에 대한 한국인의 평균수치를 나타내며, 나이에 따라 정상수치가 정해져 있다.

표 12-1. 연령대비 평균

연령	CD (cell/mm^2)	Mean cell area(μm^2)	CV in size	6A(%)
20대	2,949 ± 270	343.4 ± 34.1	31.8 ± 3.7	61.1 ± 7.5
30대	2,946 ± 296	342.3 ± 32.3	32.5 ± 3.1	59.4 ± 6.7
40대	2,761 ± 333	366.7 ± 46.2	31.9 ± 4.3	58.8 ± 7.1
50대	2,555 ± 178	393.6 ± 33.3	31.6 ± 4.1	59.7 ± 4.8
60대	2,731 ± 299	367.7 ± 39.7	32.0 ± 3.0	59.9 ± 4.4
70대 이상	2,846 ± 467	364.5 ± 59.7	35.3 ± 3.8	57.7 ± 7.1

3) 결과 해석

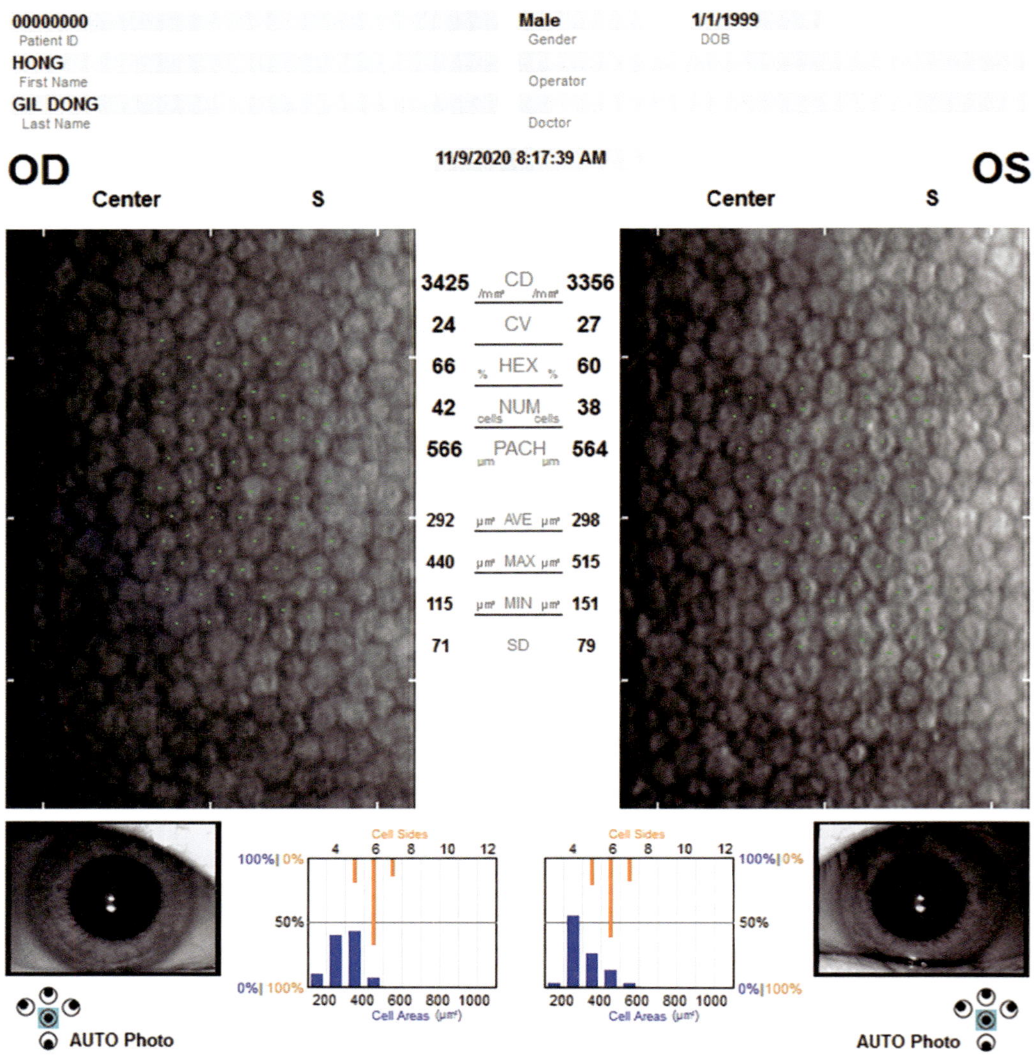

(1) 용어 해석

AVE (average cell area) 는 평균 세포 면적을 의미한다. 기본적으로 각막내피세포의 밀도가 높으면 세포면적이 작아지고 밀도가 낮으면 세포면적이 커진다. MAX (maximum cell area)는 최대 세포 면적 MIN (minimum cell area)는 최소세포 면적이며 정상인의 세포면적은 성인에서 약 300 μm^2이다. NUM (number of cell analyzed)에 있어서는 30개 이상의 세포가 분석되는 것을 권장한다.

(2) 정상각막내피세포의 평균수치

	CD (cell/mm^2)	Increase in CD from center(%)	6A(%)	CV in size
Central	2,730 ± 224	-	63 ± 6	0.32 ± 0.04
Paracentral	2,887 ± 213	5.80	65 ± 4	0.31 ± 0.03
Peripheral	2,993 ± 229	9.60	65 ± 5	0.31 ± 0.03

(3) 이상 소견

① Guttata (Fuch's dystrophy)

② Injury

③ Pleomorphism

④ Low Cell density (Huge cells, polymegathism)

4) 검사 방법

(1) 검사 방법

① 환자를 편하게 안정시킨 후, 편하게 하여 몸을 최대한 움직이지 않도록 한다.

② 검사 시작 전 눈을 충분히 깜빡이게 한다.

③ 검사가 시작되면 눈을 최대한 크게 뜨고 주시점(green light)을 볼 수 있도록 유도한다.

④ 1회 검사가 끝난 이후 결과를 보고 명확한 이미지를 얻지 못했을 경우 재검사를 실시한다.

임상노트

명확한 이미지의 조건

① Cell이 명확히 보이는 이미지

② 인접한 세포들이 적어도 150개 이상 식별이 가능한 이미지

③ 30개 이상의 세포가 분석되는 것을 권장

(2) 검사결과에 영향을 주는 요소

① 건조한 눈

② 콘택트형 각막렌즈의 사용

③ 추각막(Keratoconus)

④ 환자의 수용상태(Patient Compliance)

⑤ 나이

⑥ 검사자의 숙련도

2. 파면 각막 검사(Zywave)

1) 수차의 정의

수차(aberration)란 한 점에서 나온 빛이 렌즈나 반사경에 의해 상을 만들 때, 한 점에 모이지 않고 영상에 빛깔이 있어 보이거나 일그러지는 현상이 나타나는 것을 말한다.

수차에는 일정한 파장의 단색광을 사용했을 때 광학계의 형태 때문에 나타나는 넓은 의미의 구면수차와 광학계의 굴절률이 빛의 파장에 따라 다르기 때문에 나타나는 색수차가 있다.

눈의 경우 동공이 작을 때 상이 뚜렷한데, 이는 눈의 중심 부분을 통과하는 빛만이 눈으로 들어와서 구면 수차와 색수차가 가장 작기 때문이다. 즉, 빛은 렌즈의 중심부분에서 가장 작게 굴절하며, 렌즈의 중심부에 가까울수록 선명한 상을 맺기 위한 초점 조절을 조금만 해도 되기 때문에 밝은 빛 속에서는 눈동자가 작을 때가 더 잘 보이는 것이며, 이를 핀홀 효과라고 한다.

안구의 수차는 저위수차와 고위수차로 크게 분류된다. 저위수차는 저니케함수 2차까지의 성분으로 안경, 콘택트렌즈 등으로 교정할 수 있다. 3차 이상으로 분류되는 시력이상을 고위수차(higher order aberration)라고 하며 웨이브프론트 방식의 굴절교정수술을 통하여 교정이 가능하다.

2) 파면을 이용한 수차분석기(wavefront aberrometer)

원거리에서 오는 평행 광선은 한 점에서 맺히는 것이 이상적이지만 눈으로 들어오는 빛은 완벽하게 한 점에서 모이지 못하기 때문에 실제로 존재하는 상과의 차이를 나타낸다.

20세기에 광학수차를 저니케 다항식(Zerike polyomial)을 통해 산술적으로 정량화하여 표현할 수 있게 되었고, 이는 눈의 시각적 상태를 측정하여 객관적인 수치로 나타내는 수차계의 개발로 눈 내부의 빛의 굴절 경로를 분석하고 각 환자들에게서 구체적으로 나타나는 상태를 정밀하게 기록할 수 있게 되었다.

현재 상용화된 수차계는 그 측정 방식에 따라 Ray tracing, Automatic retinoscopy, Tscherning, Hartmann Shack 방식으로 분류할 수 있는데, Hartmann Shack 방식의 수차계는 파면측정기(wavefront sensor)로 측정한 전체 안구 값에서 각막형태검사기기(corneal topographer)로 측정한 각막 값을 빼서 안구 내 값을 계산하는 방식으로 각막과 렌즈의 정보를 따로 제시함으로써, 굴절 수술 전 각막 고위수차를 확인할 수 있다.

다양한 모양의 파면을 수학 함수를 이용해 분석하여 0차부터 n차까지의 합으로 표현한다. 각 차수는 고유한 모양을 가지고 있으며 마이크로미터 단위로 그 양을 표현한다.

RMS (Root Mean Square)란 제곱하여 평균을 취한 후에 루트(√)를 씌운 것으로 수차를 표현하는 단위로 사용된다. RMS의 수치가 높을수록 안구의 수차가 높음을 나타낸다.

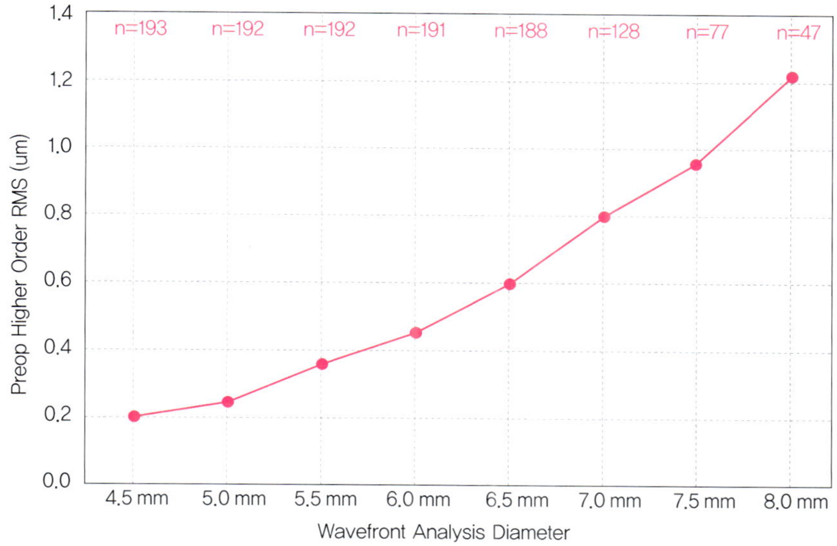

그림 12-2. 각 차수의 분석에 따른 RMS 값의 변화

표 12-2. 7 mm 이내 동공에서 빛을 모으는 렌즈와 관련하여 시판되는 수차 측정기의 비교

System name (manufacturer)	Type	Spots in 7-mm pupil*	Lenslet pitch (resolution)/mm
WASCA/COAS (Carl Zeis Meditec)	Shack-Hartmann	800	210
Wavescan (VISX)	Shack-Hartmann	222	400
LADARwave Custom Cornea	Shack-Hartmann	172	450
Wavefront Analyser (Wavelight)	Tscherning	98	600
Zywave (Bausch & Lomb)	Shack-Hartmann	74	700
KR-9000 (TOPCON)	Shack-Hartmann	74	700
VFA (Tracey)	RetinalRay-Tracing	80	Variable

*Calculated from the lenslet pitch and obtained from published sources
Mohammadpour, M. (Ed.). (2021). doi:10.1007/978-3-030-54863-6

3) 결과 해석

Zywave phoropter predicted refraction (PPR) 값을 얻을 수 있는 가장 이상적인 동공 크기는 3.5 mm이다. 또한 안구 각 부분의 굴절력의 차이로 인해 발생하는 광학수차는 color code map을 통하여 total aberration과 부분적으로 high/low order aberration을 확인할 수 있으며, 점상강도 분포함수 PSF(point spread function)를 통해 확인할 수 있다.

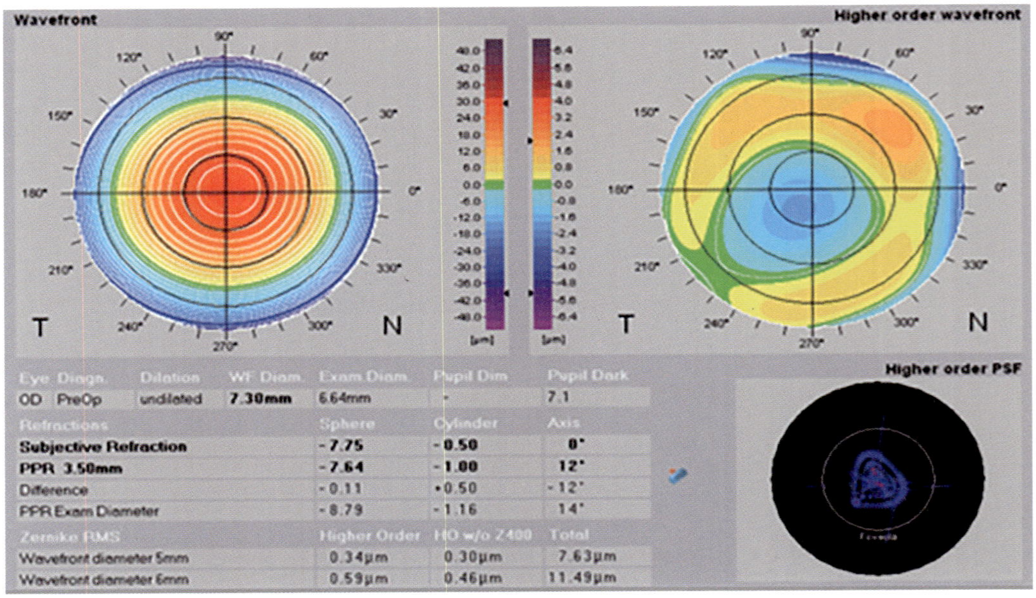

3. 안구생체계측검사(Ocular Biometry)

1) 검사의 원리

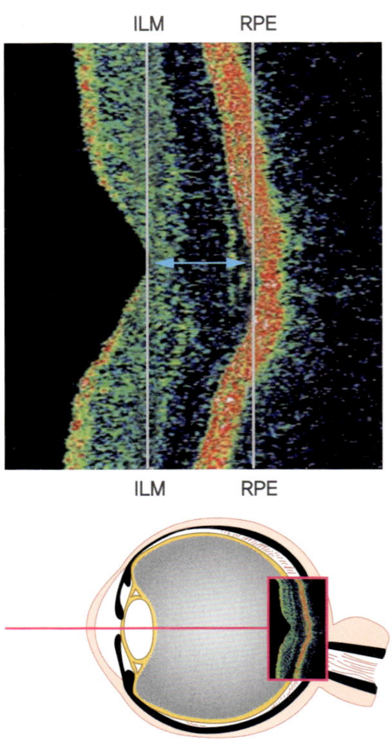

안구는 출생 시 16.8 mm부터 성인시 평균 23.6 mm까지 신체의 발달과 함께 그 크기도 변화 한다. 안구 생체계측(Ocular Biometry)은 1990년대에 부분결합간섭(partial coherence interferometer, PCI)의 원리가 도입되어 각막 표면에서 망막까지의 거리를 레이저 빔을 사용하여 백내장 수술 시 삽입되는 인공수정체(intraocular lens, IOL)의 도수를 계산하는데 필요한 값들을 측정하는 검사로 안축의 길이(Axial Length, AL), 각막곡률(Keratometry, K)의 평균값, 앞방깊이(Anterior Chamber Depth, ACD), 각막윤부직경(White to White, WTW) 등을 측정한다.

이러한 기술은 안구 생체계측에 있어 기존의 초음파를 이용하여 측정하는 방법에 비하여 이미 여러 연구에서 안축장 길이와 전방깊이 측정에 따른 굴절력 예측에 정확성과 재현성이 보고되어 임상에서는 인공수정체의 도수결정에 많이 사용되고 있다.

측정 beam은 망막색소상피(retinal pigment epithelium, RPE)층에서 반사된다. 따라서 측정된 안축장(axial length, AL)의 값은 내부막(internal limiting membrane, ILM)에서 망막색소상피(RPE)까지의 거리가 측정되고, 전체 안축장(AL)의 값은 이 거리를 제외한 값으로 제공된다. 즉, 측정된 축 길이(AL)값은 눈물층(tear film)에서 내부막 (ILM)까지의 거리를 나타낸다.

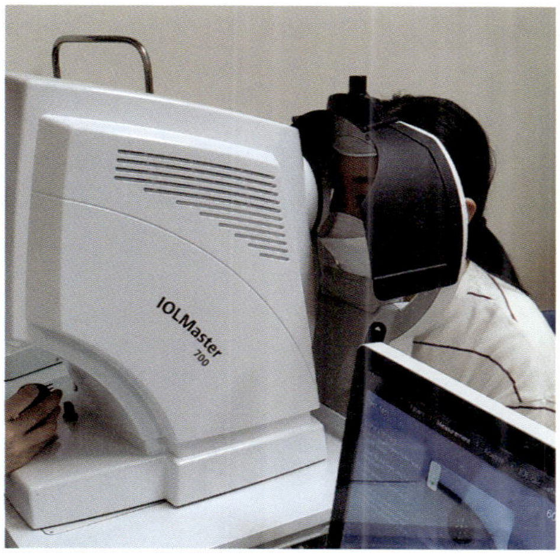

그림 12-3. 안구생체계측검사시 모습

2) 검사의 방법

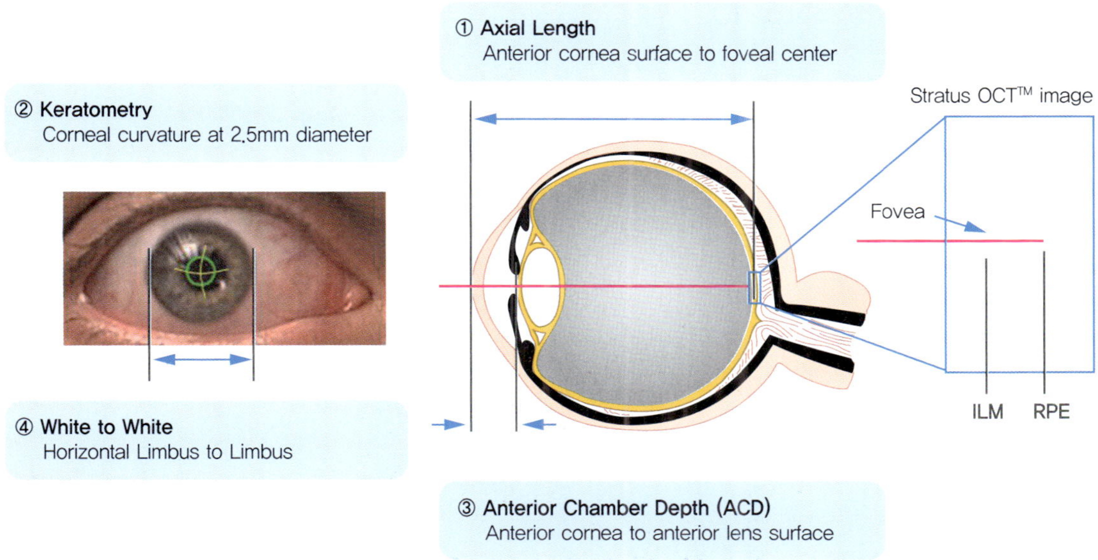

(1) 안축장(axial length, AL) 길이 측정

안축장 측정은 안구의 길이를 재는 것으로 빛의 반사성질을 이용하여 각막의 정점에서부터 망막 황반부까지의 거리를 레이저 빔을 사용하여 측정한다. 레이저 빔은 망막색소상피층(Retinal Pigment epithelium, RPE)에서 반사된다. 측정된 안축장 길이로부터 내경계막(Internal Limiting Membrane, ILM)에서 망막색소상피층까지의 거리가 측정되고 전체 안축장값은 이 거리를 제외한 값으로 제공된다. 즉, 측청된 안축장값은 눈물층에서 내경계막까지의 거리를 나타낸다.

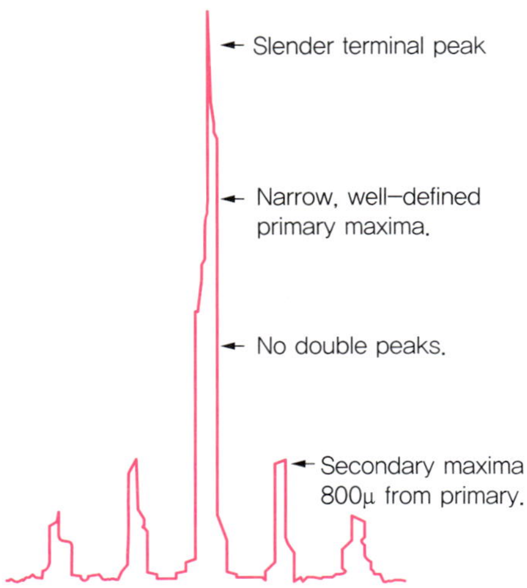

(2) 각막곡률측정(keratometry, K)

각막곡률측정은 크기와 위치를 알고 있는 어떤 물체가 각막으로부터 반사되어 결상된 상의 크기를 측정하여 각막곡률반경을 측정하는 방법으로, 각막의 직경 2.5 mm zone 측정한다.

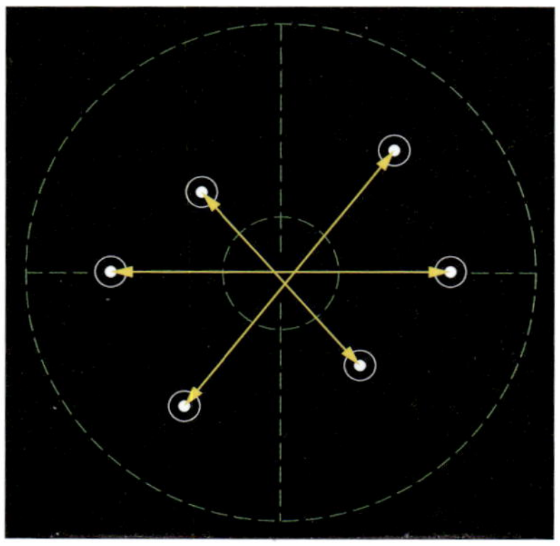

① 앞방깊이(Anterior Chamber Depth, ACD)

앞방깊이측정은 세극등을 안축의 30도 방향에서 비추고 앞방깊이를 광학절편하여 영상화한다.

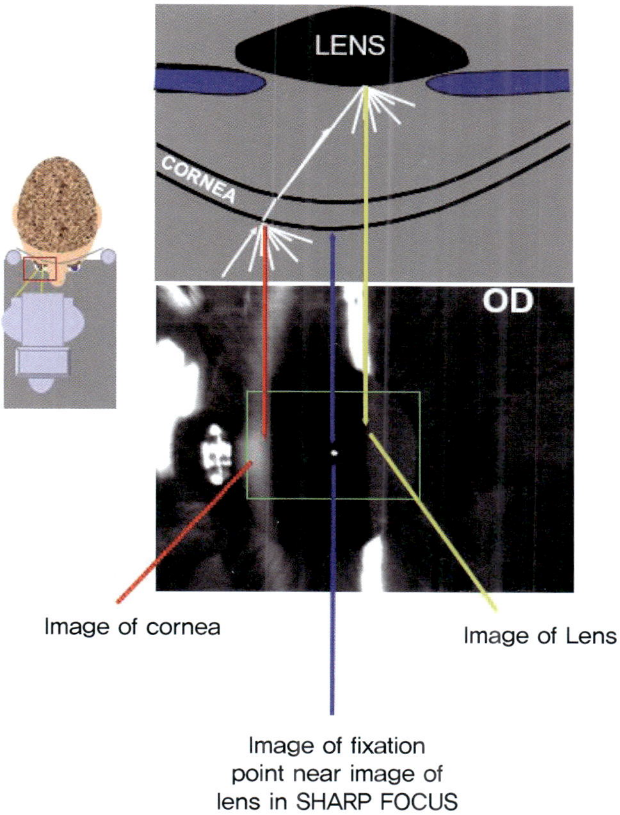

② 각막윤부직경(White to White, WTW)

각막 윤부(limbus)간의 거리의 수평 거리를 측정한다.

3) 검사 시 주의사항

① 안축장검사시 재검사를 필요로 하는 경우

- 안축장이 값이 < 21.00 mm 이거나 > 26.00 mm인 경우
- 양안의 안축장이 측정값 차이가 > 0.30 mm인 경우
- 안축장값이 굴절값과 상이한 경우
- 양안의 계산된 인공수정체 도수값이 > 1.00 D인 경우
- 측정에 어려움이 있는 모든 경우

② 밝은 전등 혹은 창가는 앞방깊이(Anterior Chamber Depth, ACD) 측정에 영향을 미칠 수 있다.

③ 에어컨이나 환풍기 주변 등 바람이 부는 건조한 환경은 각막곡률측정값(Keratometry, K)에 영향을 미칠 수 있다.

④ 설치 장소를 바꾸면 보정(calibration)을 다시 한다.

4) 검사 결과의 해석

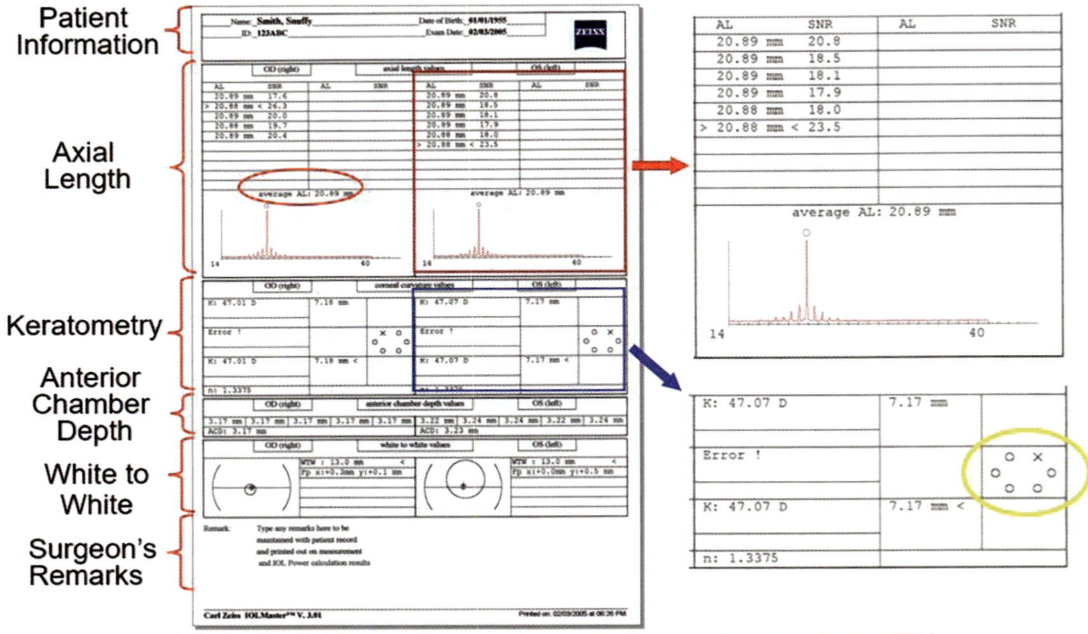
Patient Information
Axial Length
Keratometry
Anterior Chamber Depth
White to White
Surgeon's Remarks
AL SNR AL SNR
20.89 mm 20.8
20.89 mm 18.5
20.89 mm 18.1
20.89 mm 17.9
20.88 mm 18.0
> 20.88 mm < 23.5
average AL: 20.89 mm
14
40
K: 47.07 D 7.17 mm
Error !
K: 47.07 D 7.17 mm <
n: 1.3375

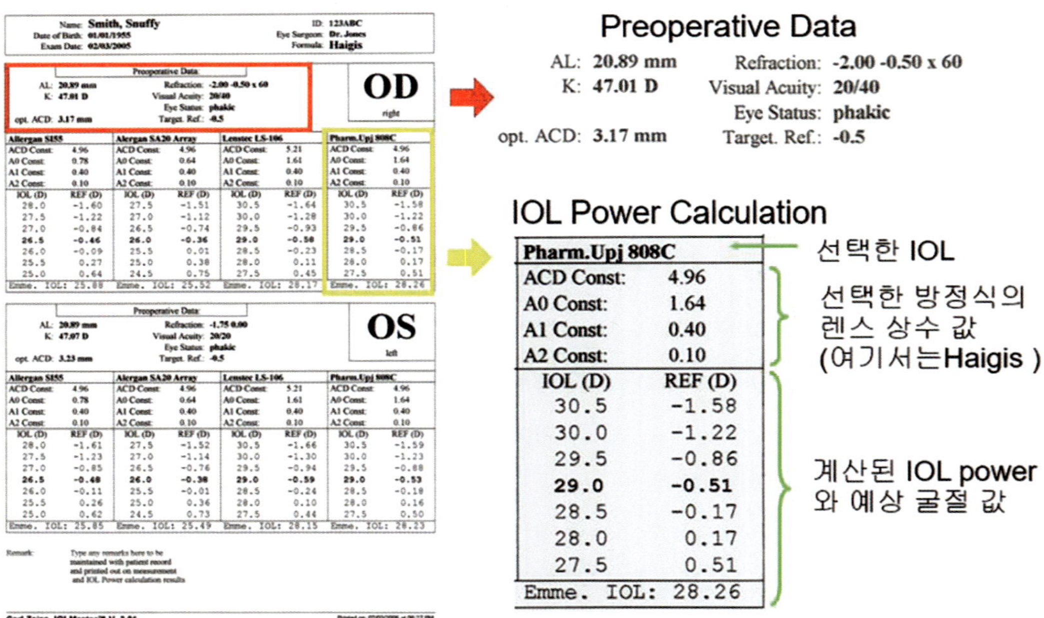
OD
OS
Preoperative Data
AL: 20.89 mm
K: 47.01 D
opt. ACD: 3.17 mm
Refraction: -2.00 -0.50 x 60
Visual Acuity: 20/40
Eye Status: phakic
Target. Ref.: -0.5
IOL Power Calculation
Pharm.Upj 808C
ACD Const: 4.96
A0 Const: 1.64
A1 Const: 0.40
A2 Const: 0.10
IOL (D) REF (D)
30.5 -1.58
30.0 -1.22
29.5 -0.86
29.0 -0.51
28.5 -0.17
28.0 0.17
27.5 0.51
Emme. IOL: 28.26
선택한 IOL
선택한 방정식의 렌스 상수 값 (여기서는Haigis)
계산된 IOL power 와 예상 굴절 값

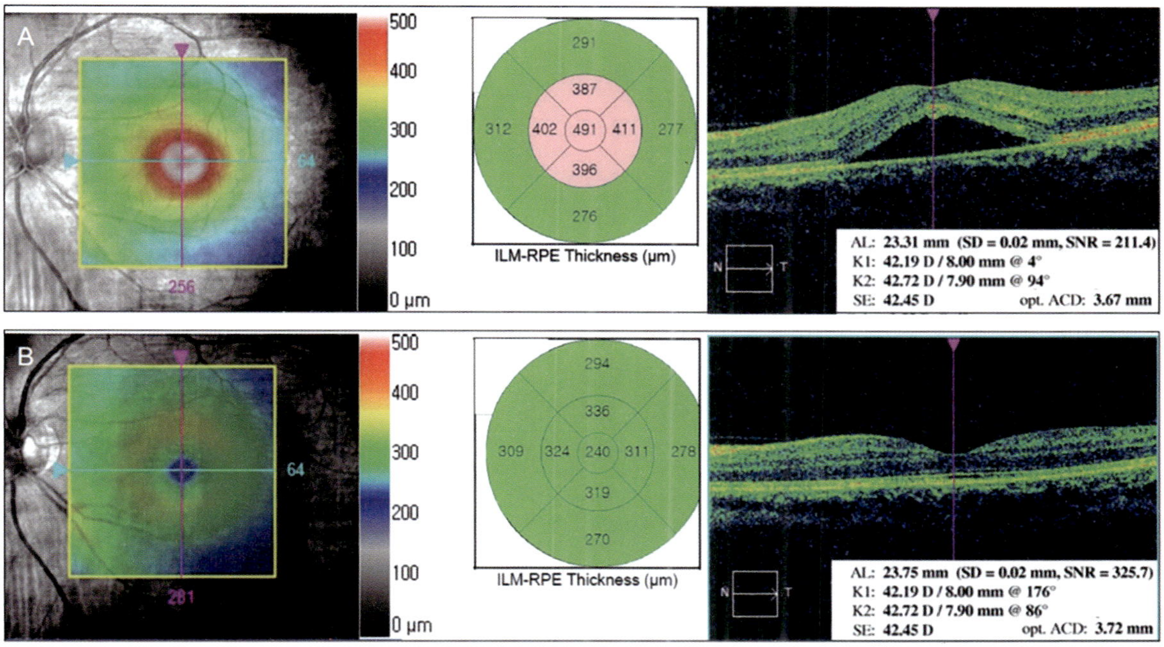

좌측 중앙 장액성 맥락 망막병증(chorioretinopathy)이 있는 환자의 광학 일관성 단층 촬영 이미지(optical coherence tomography). (A) 장액성 망막박리가 있는 경우, 중앙 황반 두께는 491 μm, 부분 간섭 간섭계로 측정한 축 길이는 23.31 mm (B) 장액 망막박리 치료 후, 중심 황반 두께가 240 μm로 감소하고, 축 길이가 23.75 mm로 증가

Korean J Ophthalmol 2019;33(1):63-69 doi.org/10.3341/kjo.2018.0032

ILM-RPE (internal limiting membrane retinal pigment epithelium) = 내부 제한막-망막색소상피

- AL (axial length) 축 길이
- SD (standard deviation) 표준 편차
- SNR (signal-to-noise ratio) 신호 대 잡음비
- K1 (flat keratometric value) 각막 곡률1
- K2 (steep keratometric value) 각막 곡률1
- SE (spherical equivalent value) 구형 등가값
- ACD (optical anterior chamber depth) 광학 전방 깊이

4. 각막형태검사(Corneal Topography)

1) 원리

세극등을 이용하여 전안부 측정장치로 각막에 직접 접촉하지 않고도 한 번의 스캐닝을 통해 각막 표면의 수천개의 점(mire)을 측정하여 각 점에서 각막의 전후면 사이에서 분산된 광선의 차이점을 컴퓨터로 분석하여 각막의 두께, 모양, 형태, 전방깊이, 각막의 굴절률, 전면과 후면의 만곡지도 등을 동시에 측정한다. 각막 앞면과 뒷면 형태와 각막 전체의 상태를 파악하여 각막의 이상 형태 및 각막 질환을 확인할 수 있다.

2) 검사 방법 및 순서

① 촬영 전 장비준비와 주변 환경을 점검한다.

② 피검자의 안경 또는 콘택트렌즈 착용여부를 확인한 후 제거한다.

③ 피검사자를 앉히고 턱받침과 이마받침에 얼굴을 대도록 유도한다.

④ 턱받침 높이 조정 링을 돌려서 피검사자의 눈이 눈높이 눈금에 오도록 조절한다.

⑤ 높이를 맞추고 피검사자를 전방의 불빛를 주시하게 한 후 각막의 중앙을 맞춘다.

⑥ 피검자의 눈은 스캔 5초 정도 뜨고 있어야 하므로 깜박거리게 하여 검사 중에 감지 않도록 한다.

⑦ 준비가 완료되면 레버 위의 스캔 버튼을 눌러 스캔한다.

⑧ 스캔이 완료되면 정확하게 특정되었는지 값을 확인한 후 결과를 전송한다.

3) 검사결과

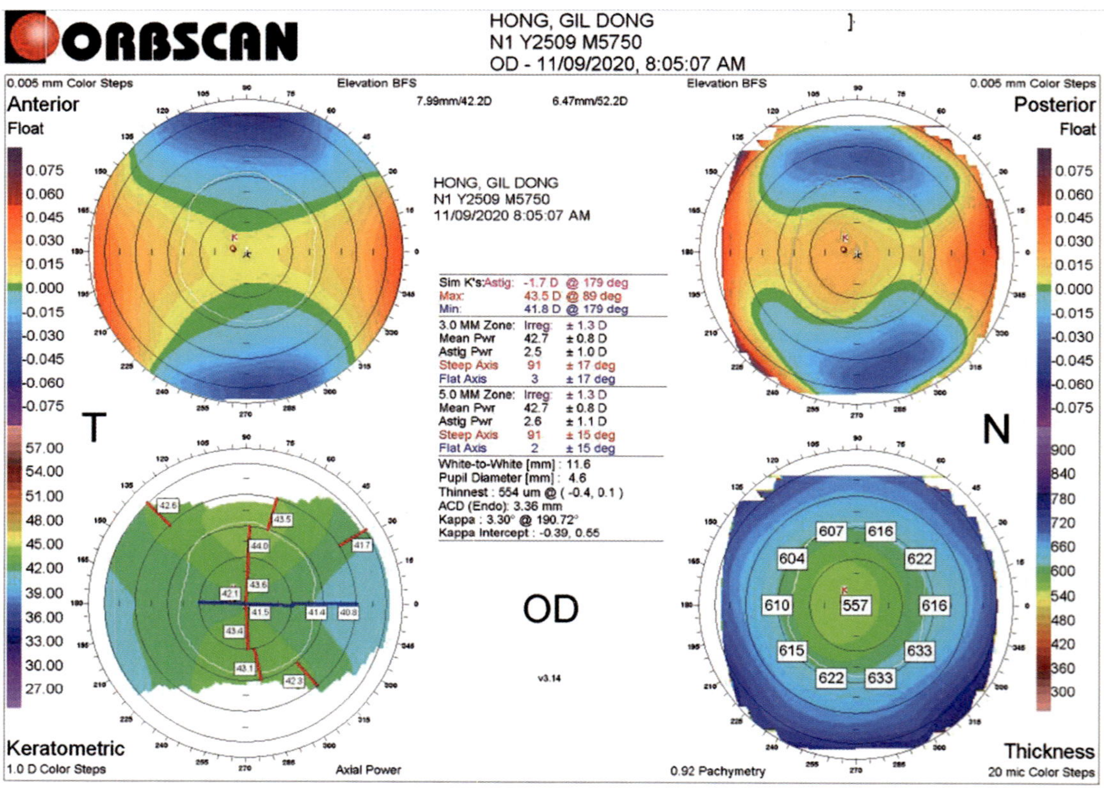

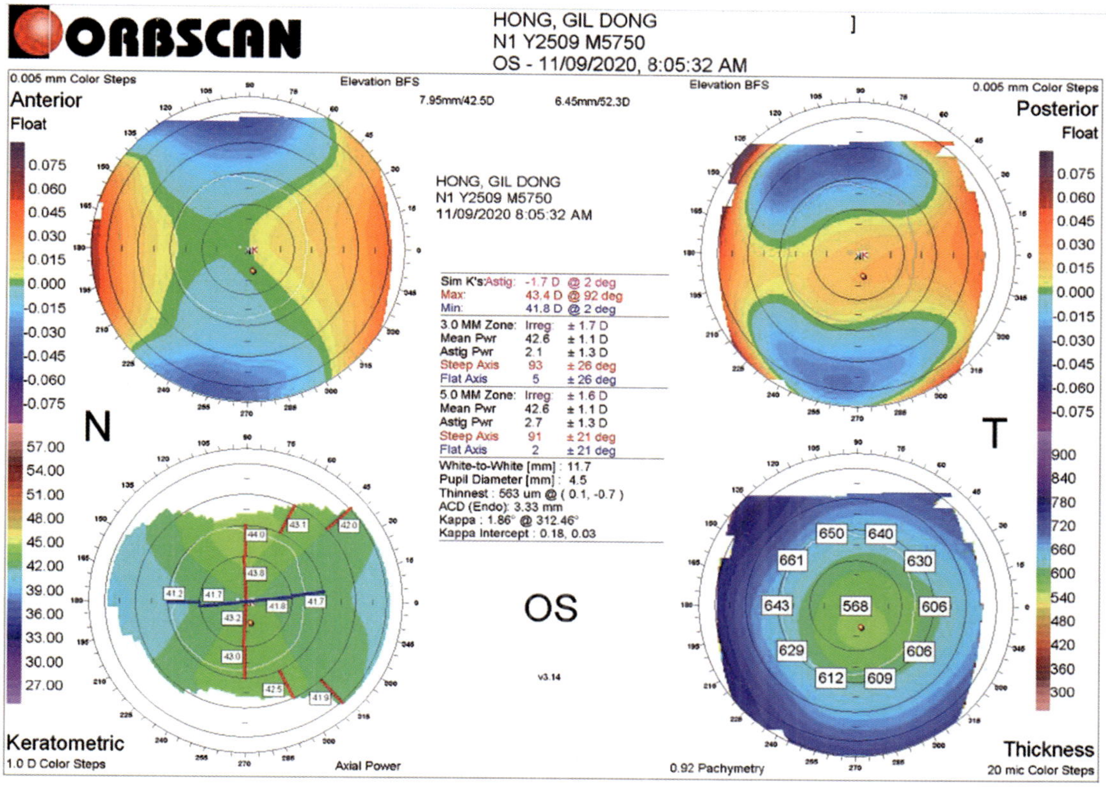

5. 세극등생체현미경검사(Slit lamp biomicroscopy)

세극등 현미경으로 각결막 등의 전안부는 물론이고 전방, 우각부, 수정체, 유리체, 망막과 안구의 거의 전체를 양안 시 상태에서 관찰이 가능하다. 그러므로 세극등 현미경의 원리와 구조를 이해하여 잘 사용할 수 있는 것은 정확한 진단과 치료에 매우 중요하다.

1) 원리

세극등 현미경은 이마 고정대가 달린 전동 광학대는 별개로 하고 움직일 수 있는 광원부와 생체 현미경으로 이루어져 있다. 기본 원리는 광원의 폭을 좁혀 여러 각도에서 눈 안으로 빛을 입사시켜 각막이나 수정체의 광학적 절편을 만들어 그것을 생체 현미경으로 확대하여 관찰하는 것이다. 따라서 광원을 관찰하고 싶은 부위에 잘 입사시키는 것과 현미경의 초점을 정확하게 맞추는 것이 가장 중요하다. 또 생체 현미경의 관찰용 광원으로 광원부를 이용하거나 필터를 사용하는 방법도 있으므로 여러 가지 관찰 방법을 알고 있어야만 한다(관찰 방법 참고).

2) 명칭 및 기능

구성

각 부의 명칭

*exciter/barrier filter type이 없는 모델도 가능하다.

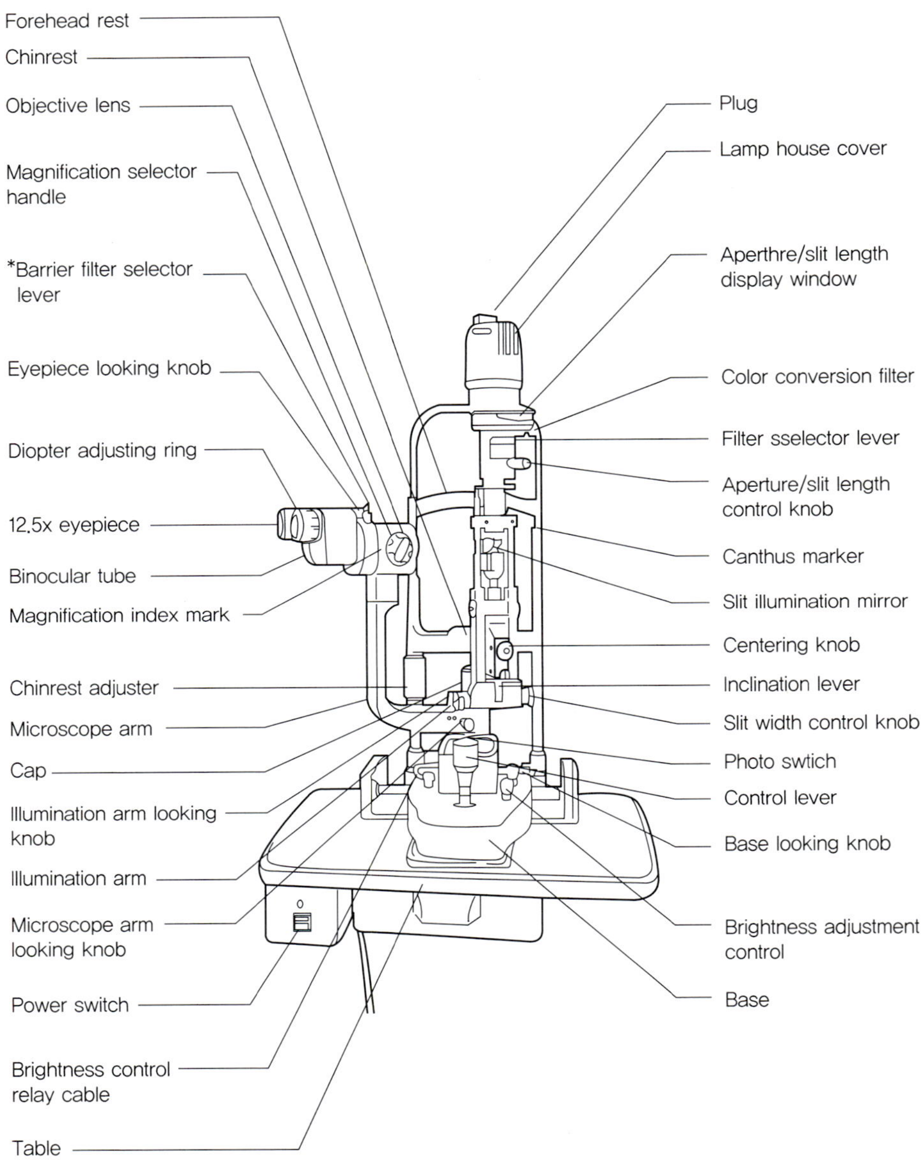

그림 12-4. 각 부의 명칭

3) 관찰 조명법

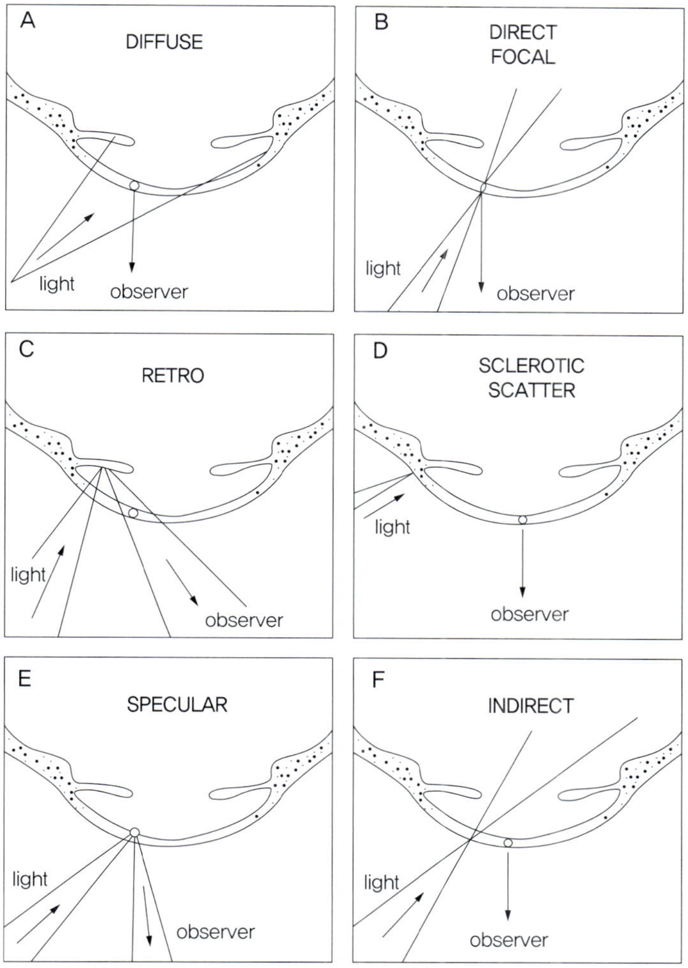

그림 12-5. 관찰 조명법

(1) 직접 조명법(direct illumination)

세극등 현미경의 가장 기본적인 관찰 방법이며 슬릿 빔(slit beam)을 비스듬히 옆에서 비추어 각막이나 수정체 등의 투명 한 조직에서는 광학절편을 만들 수 있고 이것을 생체현미경으로 관찰하여 병변의 위치나 깊이를 알 수 있다.

(2) 간접 조명법(indirect illumination)

슬릿의 빔이 홍채에 반사되어 돌아오는 반사광을 관찰하는 방법이다. 특히 각막 내의 신생혈관이나 세포 침윤 등을 관찰하는데 유용하다.

① 역조명법(retro-illumination)

산동한 후 안저로부터의 반사광을 이용하여 관찰하는 방법이다. 안저에서의 반사가 잘 될 수 있도록 슬릿의 각도를 조절하는 것이 중요하다. 특히 수정체나 각막 등의 관찰에 유용하다.

② 공막산란법(sclerotic scatter)

각막 윤부 부근의 공막에 빛을 비추어(슬릿 빔이 직접 결막 등에 닿으면 희게 반사되기 때문에) 반사 광속에 의하여 떠오르는 상으로 관찰하는 방법이다.

(3) 확산 조명법(diffuse illumination)

투명하지 않은 glass 필터를 넣어 관찰하는 방법이며 결막이나 안검 등의 관찰에는 이 방법이 직접 조명법보다 빛이 부드러워 관찰하기 쉽다.

(4) 경면 반사법(specular reflection)

각막에서는 슬릿 빔이 대부분 투과되지만 일부 상피나 내피 면에서는 반사되는데 이 반사광을 이용하여 각막 내피 세포를 관찰할 수 있다. 슬릿을 약간 넓게 하여 비스듬히 넣어 확대율을 높여서 관찰한다. 관찰할 때 슬릿 빔이 관찰자에게 강하게 반사되어 오는 각도에서 관찰해야 하는 것이 매우 중요하다.

6. 대비감도검사(Contrast sensitivity test)

대비감도검사를 통해 다양한 크기와 대비에 대하여 시기능을 광범위하게 평가하여 시력검사에서 찾을 수 없는 시력저하의 원인을 파악할 수 있다. 실제로 물체를 파악하는 능력을 측정하는 방법으로 시력검사보다 완전한 형태로써 임상에서 다양하게 응용된다. 그 외에도 각막, 망막, 시신경, 시로 등의 기능 이상이 있는지 평가하거나 저시력 피검사자의 광학 도구 반응을 검사하기 위한 경우에도 이용된다.

1) 특징

① VCTS(VISION CONTRAST TEST SYSTEM) 검사표를 이용하며 1.5° 상당하는 크기로 원형의 시표가 가로 8개, 세로 5개로 총 40개의 시표와 5개의 공백시표, 총 45개의 시표가 배열되어 있다.

② 시표는 좌에서 우로 갈수록 대비도가 낮게 되도록 또는 위에서 아래로 갈수록 공간주파수가 크게 되도록 배열되어 있다.

③ 줄무늬가 각각 수직, 오른쪽경사 10°, 왼쪽경사 10°인 3종류의 시표가 배열되어 있고 가장아래쪽에 이러한 3종류가 있다는 것을 알리는 목적으로 높은 대비도의 시표 예들이 표시되어 있다.

④ 5개의 공간 주파수 1.5, 3, 6, 12, 18 cycles per degree(cpd)로 구성된다.

2) 검사방법 및 순서

① 차트가 알맞게 조명될 수 있도록 한다.

② 환자가 테스트에 맞게 적당한 거리에 있는지 확인한다.

③ 10 feet(3 meters) 혹은 18"(46 cm)가 적당하다.

④ 환자가 평소처럼 시력 교정이 되어 있는지(렌즈나 안경), 검진거리에서 알맞게 굴절되는지 확인한다.

⑤ 환자에게 검사표 하방에 표시되어 있는 시표 예들을 보이고 검사시표가 어떤 것인가를 충분히 이해시킨다.

⑥ 공간주파수가 작은 제일 위의 시표부터 검사를 시작한다. 먼저 가장 왼쪽의 시표에 대해 환자에게 줄무늬의 방향이 수직인가 왼쪽 혹은 오른쪽으로 조금 기울어 있는가 물어보고 정답이면 오른쪽의 대비도가 낮은 시표의 방향을 물어보는 과정을 반복하여 방향을 답하지 못하는 단계를 검사한다. 이러한 과정을 아래 4종류의 공간주파수가 다른 시표군에서도 시행하고 각각의 대비감도를 구한다.

⑦ 각각의 공간 주파수에 있어서의 대비감도를 기록한다.

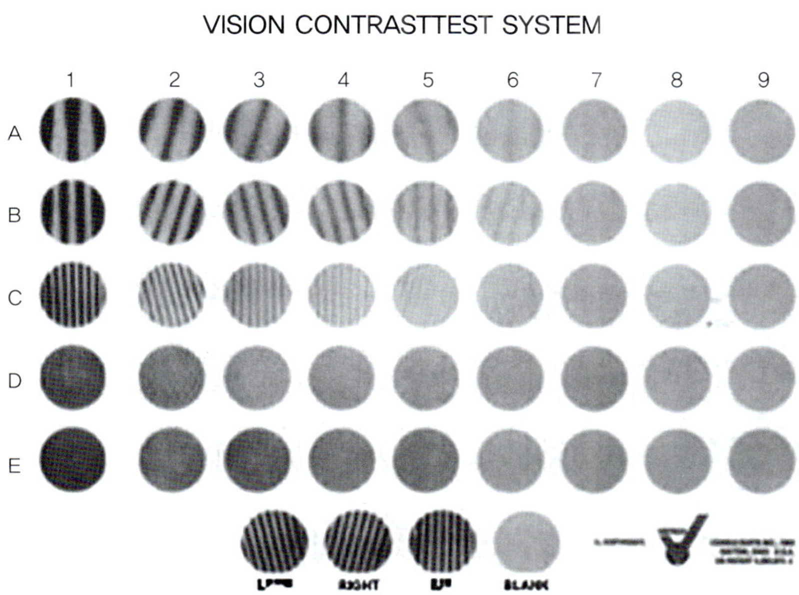

그림 12-6. contrast test 시표

3) 검사결과 분석

① 정상

Vistech Consultants, inc가 제시한 10~70세까지의 정상안의 대비감도는 종 모양으로 중간주파수인 6 cpd에서 가장 높고 높은 주파수와 낮은 주파수에서는 떨어진다.

표 12-3. 정상안의 평균 대비감도

	1.5	3	6	12	18(cpd)
day	40	84	92	56	20
nigh	37	70	56	21	5

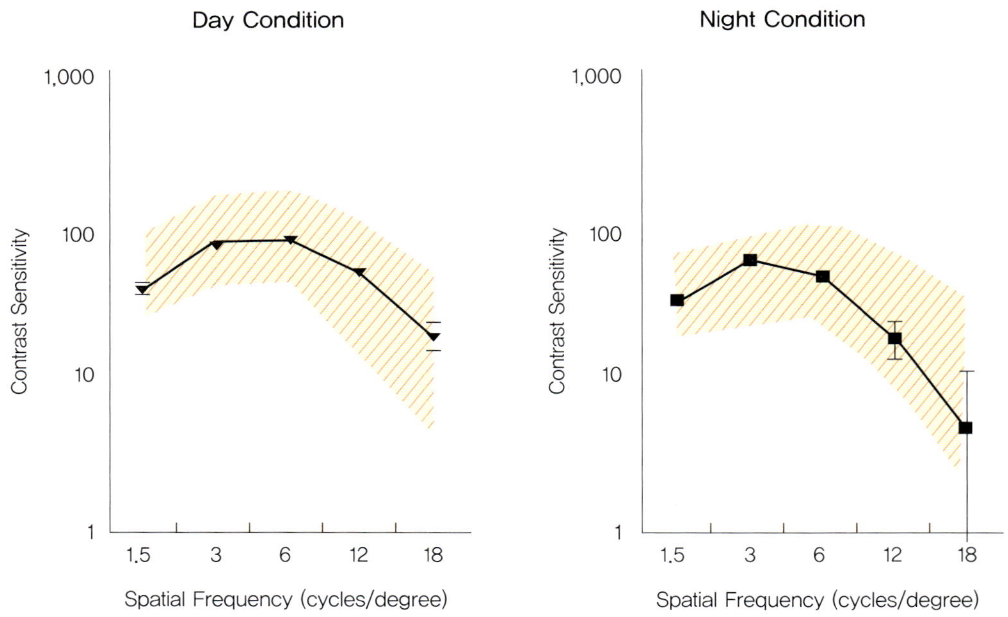

빗금친 영역: Vistech Consultants, inc가 제시한 10~70세까지의 정상안의 대비감도 분포의 90%에 해당하는 부분

② 백내장(그림 12-7)

매체혼탁이 있는 경우 주로 높은 공간주파수(즉, D와 E)에서 대비감도가 저하된다.

③ 녹내장(그림 12-8)

특히 중간 공간 주파수(즉, C)에서 대비감도가 저하된다.

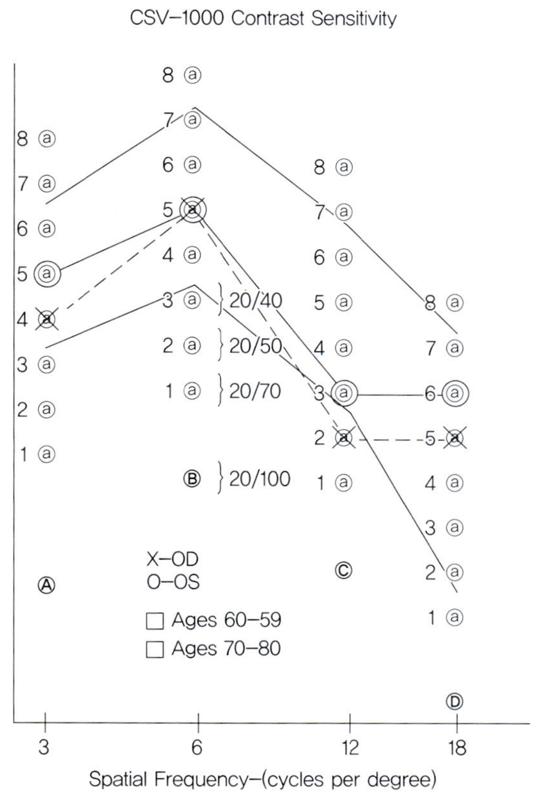

그림 12-7. 백내장 검사결과

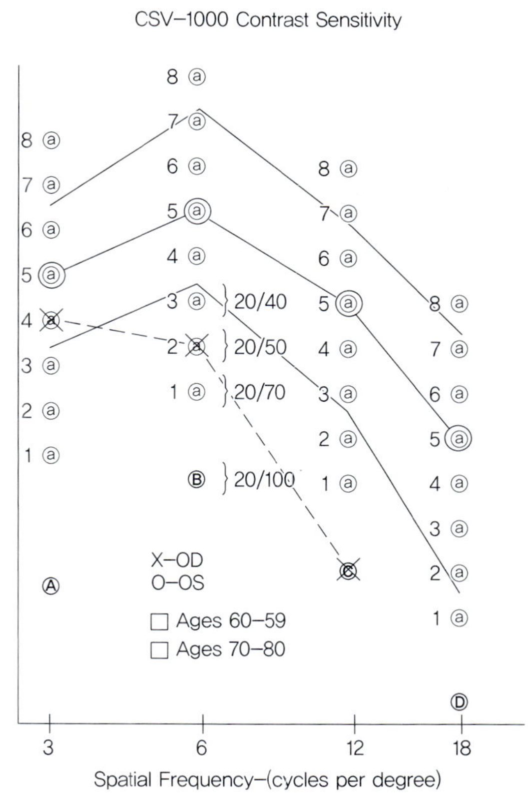

그림 12-8. 녹내장 검사결과

4) 검사 임상적용

① 고주파수 영역의 대비감도 저하: 시력자체의 저하를 나타낸다.

② 최고 높이의 저하: 망막에서 억제 효과의 저하를 나타낸다.

③ 저주파수의 대비감도 저하: 시신경염, 다발성 경화증, 파킨슨병 등 시로에 압박을 주는 병변을 의심할 수 있다.

5) 검사 시 주의사항

① 검사하지 않는 눈은 차폐기로 잘 가리고 있는지 확인한다.

② 조명이 어둡거나 불규칙한 경우 정확한 평가를 할 수 없다.

③ 안경이나 렌즈 등으로 완전히 교정된 상태에서 검사를 진행해야 한다.

6) 검사자 검사 TIP

① 대비감도는 굴절 이상에 민감하기 때문에 검사 전 굴절 교정이 필요하다.

② 근시를 비롯한 굴절 이상은 낮은 공간주파수의 대비감도가 낮게 측정될 수 있는 원인이 된다.

③ 적은 양(0.5 D 정도)의 굴절 이상도 넓은 범위의 공간주파수에서 대비감도 저하를 일으킨다.

④ 안질환이나 다른 신경학적 질환으로 오인될 소지가 있으므로 충분한 굴절 교정 후 대비감도 검사를 시행해야 한다.

안과검사학 실습보고서

학교명: 학번: 이름:

안과검사학 실습보고서

학교명:　　　　학번:　　　　이름:

찾아보기

국문색인

ㅇ

ㅈ

영문색인

안과기능검사학(2판)

2021년 3월 5일 1판 발행
2024년 8월 26일 2판 인쇄
2024년 9월 2일 2판 발행

저 자: 정세훈 · 이길현 · 강윤정 · 김판길 · 박성배 · 박신애 · 윤진영 · 정동주
최고은 · 현경예 · 황수미 · 마지윤 · 박준범 · 전옥환 · 이환호

발 행 자: 남학순
발 행 처: 도서출판 고려의학
(02880) 서울 성북구 성북로9길 1 보문빌딩 3층
전화 : (02) 765-0333, 0337 / 팩스 : (02) 743-2288
이 메 일: kmedbook@daum.net
홈페이지: www.komb.co.kr
신고번호: 제 2022-000006호

ISBN 979-11-92422-60-2

정가: 26,000원